통증을 확 풀어주고 골격을 바로잡는
코어 프로그램

통증을 확 풀어주고 골격을 바로잡는

코어 프로그램

펴　　냄	2002년 2월 20일 1판 1쇄 박음 ┃ 2020년 3월 2일 2판 3쇄 펴냄
지 은 이	페기 W. 브릴, 제랄드 S. 코즌
옮 긴 이	이종수, 송윤경
펴 낸 이	김철종
펴 낸 곳	(주)한언
등록번호	제1-128호 / 등록일자 1983. 9. 30
주　　소	서울시 종로구 삼일대로 453(경운동) KAFFE 빌딩 2층(우 03146)
	TEL. 02-701-6911(대) / FAX. 02-701-4449
홈페이지	www.haneon.com
e-mail	haneon@haneon.com

ISBN 978-89-5596-754-8 03510

이 도서의 국립중앙도서관 출판예정도서목록(CIP)은 서지정보유통지원시스템 홈페이지(http://seoji.nl.go.kr)와
국가자료공동목록시스템(http://www.nl.go.kr/kolisnet)에서 이용하실 수 있습니다.(CIP제어번호: CIP2016005138)

통증을 확 풀어주고 골격을 바로잡는
코어 프로그램

페기 W. 브릴, 제랄드 S. 코즌 지음
이종수, 송윤경 옮김

한ㄹ

《통증을 확 풀어주고 골격을 바로잡는 코어 프로그램》은

인체의 골격과 근육을 바로잡아

몸에 생기를 불어넣고

바디라인을 아름답게 가꾸어 주는

프로그램으로

요가, 스트레칭, 전문적인 운동처방이

실용적으로 결합된 운동입니다.

《통증을 확 풀어주고 골격을 바로잡는 코어 프로그램》이 필요하신 분들!

헬스장을 다닐 시간도 없고,

무겁고 딱딱한 기구운동이 맞지 않는 분

나이가 들면서 점점 몸의 균형과 체형이

흐트러지기 시작하는 분

근육을 드러나게 하기보다 매끄럽고 탄력있는

유연한 몸매를 원하는 분

여러 운동을 해보았는데도

여전히 몸의 긴장이 풀어지지 않는 분

특별히 어디가 아픈 것도 아닌데,

쉽게 피로하고 지치는 분

항상 몸이 무겁고 근육에 욱신거리는

통증을 느끼는 분

추천사

정형외과 전문의인 저는 제가 하는 일이 건강을 회복하는 과정에서 단지 하나의 출발점에 지나지 않는다는 생각을 자주 합니다. 왜냐하면 재활치료 없이는 제가 하는 치료나 수술이 결코 완벽해질 수 없기 때문이죠.

따라서 저는 업무의 많은 부분을 물리치료사들과 함께 나누고 있습니다. 저와 함께 한 물리치료사들 모두가 성심성의껏 환자를 돌보지만 그중에는 확실히 다른 이들보다 환자들을 빠르게 회복시키는 물리치료사들이 있기 마련입니다. 또 극히 소수는 물리치료 분야에서 새로운 기준을 개척하기도 하는데 그러한 몇 안 되는 물리치료사 중 한 명이 바로 이 책의 저자인 페기 브릴입니다. 그녀와 함께 일할 수 있었던 것을 저는 매우 특별한 행운이라고 생각하고 있습니다. 물론 그녀에게 치료받은 수많은 환자들도 마찬가지겠죠.

그녀와 함께 통합 재활팀에서 일하면서 저는 페기가 관찰능력이 남다르고 환자들에 대한 무한한 애정을 통해 특출한 치료능력을 발휘한다는 사실을 알 수 있었습니다. 또한 페기는 인간의 신체작용에 대한 체계적인 지식을 쌓고 있었으며, 특히 인체 회복의 전체적인 접근방법에 대해 잘 알고 있었습니다. 신체에 대한 전체적인 접근법은 21세기 의학의 필수적인 접근법입니다. 바로 이런 점에서 전 그녀의 코어 프로그램을 아주 높이 평가합니다.

그녀가 강조하는 코어 근육은 등, 복부, 엉덩이, 골반 근육이 모여 있는 곳입니다. 이 코어 근육은 인체의 모든 힘과 기동성이 발생하는 곳으로, 우리가 몸을 움직일 때마다 중심을 잡아주고 근골격(근육과 뼈) 구조를 적절히 유지시켜 줌으로써 중요한 근육과 뼈들을 보호하는 역할을 합니다. 예를 들어 장바구니를 들거나, 차를 후진하며 어깨나 목, 머리를 돌릴 때, 혹은 애들을 안거나 의자에서 일어설 때 등, 일상생활에 필요한 여러 가지 동작을 수행할 때 코어 근육만 튼튼하다면 당신은 언제든지 자신의 몸을 고통 없이, 그리고 쉽게 움직일 수 있습니다.

따라서 코어 근육을 효과적으로 스트레칭하고 강화하는 페기 브릴의 코어 프로그램은 평생에 걸쳐 최고의 건강 상태를 누리고 싶어 하는 모든 이들을 위한 프로그램입니다. 특히 25세 이상의 여성들은 관절을 둘러싸고 있는 근육에 무리를 느끼기 시작하고 몸의 유연성도 떨어지지만 상대적으로 집이나 가정에서의 일이 많아져 건강을 위해 시간을 투자할 여유가 점점 없어지기 마련입니다. 그녀들에게 하루 15분으로 최상의 몸 상태를 만들어주는 코어 프로그램은 더없이 효과적입니다.

이 책은 코어 프로그램의 여러 운동들을 알기 쉬운 그림과 자세한 설명을 통해 제시하고 있습니다. 나이가 몇 살이든, 운동에 얼마나 익숙한지에 관계없이 이 한 권의 책만으로도 누구나 기초, 중급, 고급코어 프로그램을 쉽게 따라할 수 있도록 꾸며져 있습니다. 또한 그녀는 우리 신체 각 부분의 역할과 이들이 어떻게 조화를 이루고 있는지를 쉽고 자세하게 설명하였습니다. 독자들이 자신의 몸에 대한 최소한의 지식을 가질 수 있도록 친절하게 배려하였고 여러 가지 성공사례들을 통해 끊임없이 독자들에게 동기를 부여하고 있습니다.

하지만 무엇보다도 이 책의 최대 강점은 바로 페기 브릴 그녀 자신입니다. 어렸을 적 그녀를 절망에 빠뜨렸던 질병과 그것을 극복하면서 발견해 낸 그녀만의 치료기술을 여러 사람들과 나누고자 하는 그녀의 소망, 열정, 헌신, 그리고 생리학, 해부학, 운동과학에 대한 깊은 깊은 지식이 코어 프로그램 안에 모두 녹아 있기 때문입니다. 그녀의 코어 프로그램으로 여러분들도 건강해질 수 있는 기회를 잡기 바랍니다.

의학 박사 찰스 B. 굿윈

'15분 코어'를 가장 올바르게, 쉽게, 빠르게 익히는 활용법

코어 프로그램은 몸의 중심이 되는 '목에서부터 척수와 골반까지의 뼈와 근육'을 바로잡고 튼튼히 하여 스스로 자신의 몸을 자유롭게 컨트롤할 수 있는 동시에, 몸 전체에 아름다운 실루엣을 살리면서 건강함을 되찾을 수 있도록 하는 신개념의 운동 방법이다. 저자는 '동양적 요가'와 물리치료사로서의 경험과 연구를 통합하여 하루 15분만으로 건강함과 아름다움을 유지할 수 있는 새로운 방법을 창안했다.

이 책은 먼저 인체의 모든 뼈와 근육의 기능과 구조를 쉽게 통찰할 수 있도록 배려하고, 이어서 구체적인 '운동의 방법'을 보여주고 있다. 운동은 기초, 중급, 고급으로 나뉘어져 있으며, 여러분의 몸 상태와 필요에 따라 아래와 같이 좀 더 쉽고 빠르게 능동적으로 활용할 수 있을 것이다.

1. 당장 코어 프로그램을 실행해 보고 싶으신 분은 자세한 동작설명과 사진을 통해 기초코어 프로그램을 설명하고 있는 제7장부터 읽으십시오. 그리고 3주 후에 제8장의 중급코어, 다시 3주 후에 제9장의 고급코어를 실행합니다.

2. 자신의 정확한 운동상태를 확인하고 싶은 사람은 제2장의 자가진단법을 살펴보십시오. 일곱 가지 동작을 직접 실행해 보면 지금 자신의 신체 중 핫스팟(문제부위)은 어디이고 그 해결책은 무엇인지 깨닫게 될 겁니다.

3. 운동을 하는 중간중간 스스로 나태해졌다고 느끼면 제1장과 제3장, 그리고 제6장에 나와 있는 실제적인 사례들을 읽어보십시오. 저자 자신의 이야기부터

우리 주변에서 흔히 볼 수 있는 여성들의 이야기까지, 당신은 코어 프로그램의 효과를 실증하는 사례들을 통해 새로운 힘을 얻게 될 겁니다.

4. 건강하고 아름다운 삶을 지켜나가는 데는 자신의 신체구조에 대한 상식적인 이해가 필수적입니다. 모든 것을 의사에게 맡기는 것은 자신의 몸에 대한 권리를 스스로 포기하는 것이죠. 이 책의 제4장과 제5장은 어떤 친절한 의사보다도 자세히, 그리고 쉽게 우리의 신체를 설명하고 있습니다. 제4, 5장을 보면서 코어 프로그램을 통해 변화되는 자신의 몸을 자세히 느껴 보십시오.

주의!

하나, 각 단계를 빨리 습득하려고 하기보다 정확하고 집중력 있게 마스터하신 다음, 다음 단계로 나아가십시오. 그리고 운동 동작 중 '코브라'와 '버터플라이'는 역주를 참고하여 너무 무리하지 않도록 주의해야 합니다.

둘, 책 속의 '자가진단'을 통해 자신의 몸의 변화를 상세히 체크하십시오.

셋, 하루 '15분씩', 코어 프로그램을 활용하십시오.

Contents

코어 프로그램이
당신을 위해 할 수 있는 것들

제1장 모든 여성들이 알아야 할 점

필요한 에너지가 언제나 충만한 상태를 상상할 수 있나요?

32세의 낸시의 경우는 그렇습니다. "컴퓨터 앞에 하루 종일 앉아 있다 보니 기분이 가라앉기 일쑤죠. 그런데 코어 프로그램에 따라 운동을 하면서부터 퇴근시간이면 온몸의 기운이 빠지곤 하던 증상이 없어졌어요. 예전에는 퇴근하면 파김치가 되어서 집에 돌아와 소파에 주저앉았지만 지금은 퇴근 후에 미술 학원을 다닙니다."

매일매일 최고의 기분을 느끼고 싶으세요?

42세의 마리아는 항상 최고의 컨디션을 유지합니다. "정말로 오랜만에 머리부터 발끝까지 상쾌한 기분이 되었어요. 이런 기분을 다시 느낄 수 있으리라고는 생각지도 못했었는데 말예요. 항상 집구석에 틀어박혀서 마치 85살 된 우리 할머니처럼 느릿느릿 다녔어요. 그런데 코어 프로그램의 가장 좋은 점은 바로 필요한 모든 동작을 할 수 있다는 점이에요. 물건을 들거나 운반할 때, 또 먼 거리를 걷는 일도 이제 문제없어요. 너무나 고마운 일이에요."

부드럽고 우아하며 아름다운 자세를 갖고 싶으세요?

47세의 제나의 움직임이 바로 그렇습니다. "저는 코어 프로그램으로 자세를 바로잡아 마침내 제 자세가 우아하다고 느끼기 시작했어요. 걸음걸이도 부드러워졌고요. 창문에 비치는 내 모습을 흘끗 보면 전에 없이 자신감에 차 있죠. 어깨에 무거운 짐을 진 것처럼 구부정했던 예전의 자세는 완전히 사라졌어요."

언제든지 필요한 힘을 가질 수 있을까요?

　36세의 캐롤은 가능합니다. "팔이나 어깨 심지어는 손마저도 너무나 힘이 없어서 장바구니를 들 수조차 없었어요. 처음엔 그냥 나이가 들어가면서 생기는 증상인가 보다 했죠. 그러나 코어 프로그램을 통해 이런 생각이 잘못된 것이란 사실을 알게 되어 다행이에요. 이젠 '이렇게 무거운 물건을 들 수 있을까?' 걱정하지 않아요. 제게 더 이상 힘에 부치는 일은 없으니까요."

한번에 모든 통증이나 고통이 영원히 사라지길 바라세요?

　40세의 레슬리는 그렇다고 합니다. "회사에서 소프트볼 경기를 한 다음날이면 등과 어깨가 쑤시곤 했어요. 그런데 코어 프로그램으로 운동을 시작한 다음부터는 팀 내 최고의 선수로 인정받았을 뿐만 아니라 다음날 찾아오던 근육통도 말끔히 사라졌어요. 경기 후에 욱신거리는 온몸을 달래던 때는 이제 완전히 사라져 버렸죠."

온몸에 활력이 넘치길 원하나요?

　37세의 엘렌은 항상 활력이 넘칩니다. "저는 몇 년 동안 조깅을 했는데 조깅은 할수록 점점 더 지겨워졌어요. 왜냐하면 조깅을 한 뒤면 언제나 엉덩이 근육이 뻐근했거든요. 그런데 지금은 미니 마라톤에 참가해서 남편과 속도를 맞춰 달려도 문제없답니다."

코어의 혜택

　앞에 나온 사람들의 얘기가 바로 당신의 이야기가 될 수도 있습니다. 하루 15분만 코어 프로그램에 투자하면 제게 찾아왔던 여성분들과 똑같은 효과가 당신에게도 나타날 것입니다. 통증 없이 활력이 넘치는 삶을 사는 것은 의무가 아닌 권리입니다. 왜냐하면 그것이 자연스러운 일이기 때문이죠. 이제 본격적으로 코어 프로그램이 여러분의 몸을 어떻게 회복시켜 줄지, 그리고 인생에서 어떤 활력을 찾아 줄지를 설명해 드리겠습니다.

이 책을 쓴 이유

몇 년 전, 직장으로 출근하던 어느 날 아침이었습니다. 천천히 움직이는 버스 안에서 승객들에게 둘러싸여 서 있던 저는 주변과 창 밖의 여성들을 자세히 관찰하고 있었습니다. 그것은 저의 오랜 습관이죠. 물리치료사가 되기 전에도 사람들, 특히 여성들이 몸을 움직이거나 걷고 있는 모습에 항상 관심을 가지고 있었으니까요.

제 옆에 서 있던 잘 차려입은 균형잡힌 몸매의 40대 여성은 무거워 보이는 가방의 끈을 계속 잡아당기고 있었습니다. 그녀의 몸은 오른쪽으로 너무 기울어 있어서 마치 가방이 중력에 의해 몸을 잡아당기는 것처럼 보였습니다. 그 근처에 앉아 있던 20대의 한 여성은 휴대폰으로 전화통화를 하느라 머리를 한쪽으로 아주 심하게 기울이고 있었습니다. 통화를 하면서도 계속해서 목을 문지르는 행동으로 봐서 그녀는 목이 아픈 것이 분명했습니다.

또 30대로 보이는 키가 큰 여자는 어깨에 마치 묵직한 솥이라도 두른 듯 피로를 짊어지고 있었습니다. 그녀의 자세는 두 손으로 의자 손잡이를 잡고 몸이 앞으로 구부정한 상태였습니다.

'세상에, 모두들 너무 불편해 보여. 그럴 필요가 없는데 말이야.' 하고 전 혼자 생각했습니다.

그런데 버스가 신호에 걸려 멈춰 있을 때 저는 버스 밖 길거리에서 80살 정도 돼 보이는 할머니를 보았습니다. 이 할머니는 버스 안에 있는 젊은 여자들과는 정반대로 자신의 몸을 자유롭고 편안하게 움직였습니다. 자신감에 찬 걸음걸이에, 몸도 굽거나 휜 곳 하나 없이 아주 바른 자세였습니다.

할머니를 보면서 버스 안에 있는 사람뿐만 아니라 모든 여성들에게 제가 해줄 수 있는 일이 무엇인지 깨달았습니다. 그리고 제가 하는 일이 일시적이 아니라 일생 동안 이들에게 힘과 편안한 동작, 그리고 신체적 균형을 선물할 수 있음을 알게 됐습니다. 여러분들도 그 할머니처럼 자신감 있고, 우아하게 움직일 수 있어야 합니다. 나이가 몇 살이든 상관없이 말입니다.

이렇게 해서 전 이 책을 써야겠다고 결심했습니다.

물리치료사로서 제가 배운 지식을 모든 여성들이 사용할 수 있도록 만드는 가장 좋은 방법이라고 생각했기 때문입니다. 그리고 이 책을 통해서 어머니가 심장마비로 일찍 돌아가신 후 마음속으로 새겼던 제 소망을 실천에 옮겼습니다.

그것은 여성들의 건강을 돕는 일에 제 인생을 헌신하겠다는 소망이었습니다.

저는 무엇보다, 코어 프로그램으로 여성들의 삶이 변화되길 바랍니다.

코어 프로그램은 돈을 들이지 않고도 쉽고 빠르게 인생을 바꿀 수 있는 방법입니다.

하루 15분의 투자로 당신의 삶이 바뀐다

코어 프로그램은 하루 15분, 일주일에 최소 5회 운동만으로도 기존의 다른 운동 요법에서는 볼 수 없었던 최상의 효과를 아주 짧은 시간 안에 얻게 해줄 겁니다.

- 근력을 길러준다.
- 근육통이 사라진다.
- 자세가 개선된다.
- 경직된 관절을 풀어준다.
- 우아하고 편안하게 걸을 수 있다.
- 운동 후에 느끼는 피로감이 없다.
- 몸의 긴장을 풀어주어 숙면을 취할 수 있다.
- 몸의 균형을 잡아준다.
- 이튿날 활동하기 위한 신체 에너지를 강화한다.
- 성적 쾌감이 커진다.
- 현기증과 두통 등 각종 신경성 질환도 모두 사라진다.

여러분은 우선 코어 프로그램이 무척 쉽다고 느낄 겁니다. 그리고 온몸에 기운이 넘칠 뿐만 아니라 운동을 시작하면 항상 뒤따라다니던 근육통이나 고통이 전혀 없다는 점도 체험하게 될 겁니다.

코어 프로그램은 머리에서 발끝까지 몸의 모든 근육을 조절해 주고 허리와 엉덩이의 군살을 없애줍니다. 이제 코어 프로그램을 실시한 여러분들은 곧 완전한 몸에서 오는 최상의 기분을 느끼실 수 있습니다. 무엇보다도 코어 프로그램의 운동 동작은 나이가 드신 분도 쉽게 할 수 있을 정도로 따라하기가 매우 쉽습니다. 뚱뚱하거나 말랐거나, 또는 등이 굽었거나 자세가 바르거나와 상관없이 누구나 할 수 있는 운동입니다. 운동을 시작한 지 하루, 이틀만 지나면 기본 동작인 코어 파운데이션의 전체 동작을 따라하는 데 전혀 무리가 없을 겁니다. 그리고 코어 프로그램의 다음 단계인 근육강화 동작으로 나아가는 시일도 오래 걸리지 않습니다.

준비하실 물건은 운동용 매트 하나면 됩니다. 운동용 매트가 없으신 분들은 큰 수건을 접어서 사용할 수도 있습니다. 또한 움직이기에 편한 복장이면 어떤 옷이든 좋습니다. 예를 들어 꽉 끼는 바지나 트레이닝복, 그리고 티셔츠 한 장이면 됩니다. 기초코어(core foundation) 프로그램을 마치신 다음에는 중급단계(intermediate core) 그리고 고급단계(ultimate core)로 한 단계씩 차근차근 과정을 밟으시면 됩니다. 한 단계씩 단계가 올라갈 때마다 기본단계를 변형시킨 동작이나 새로운 동작들이 추가됩니다. 또한 손이나 발목에 간단한 웨이트(weight)를 달면 운동의 효과가 더욱 높아집니다.

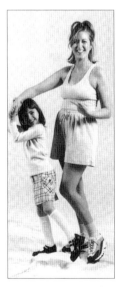

이 책에 실린 저의 사진들은 모두 임신 중에 찍은 것입니다. 코어 프로그램이 누구나 쉽게 따라할 수 있다는 점을 강조하기 위해서였죠.

여자가 된다는 것은 바빠진다는 말과도 같습니다. 직장, 아이 양육, 쇼핑, 여행, 요리, 청소, 정원 가꾸기, 빨래, 운동…. 이 외에도 해야 할 일이 수백 가지가 넘죠. 저 또한 뱃속의 아기를 포함한 두 아이 돌보기와 남편 뒷바라지, 그리고 물리치료실을 2개나 운영하고 있어 정말 눈코 뜰 새 없이 바쁩니다. 사실 이 책에 실린 사진을 찍을 때도 시간을 내기가 무척 어려웠습니다. 이때는 둘째 아이를 임신한 상태여서 배가 보기 흉하게 남산처럼 부풀어오르기 시작했을 때였는데도 촬영할 시간을 내기 힘들 정도였죠 (아마 다른 사진에서는 확실히 눈에 띄겠지만 왼쪽의 이 사진을 찍을 때는 임신 3개월이었습니다). 이런 이유로 저도 다른 사람들만큼 시간이 얼마나 귀중하고, 또 얼마나 짧은지 충분히 알고 있습니다. 코어 프로그램을 바쁜 일상 생활에 맞게끔 만든 이유가 바로 여기에 있습니다.

코어 프로그램은 아침에 해도 좋고 저녁에 해도 좋고 낮에 해도 좋습니다. 장소 또한 편안한 집이나 평소 다니는 헬스클럽, 어디든 상관없습니다 (고객 중에는 한낮에 코어 프로그램으로 운동을 하시느라 15분 동안 사무실 문을 닫는 분들도 계십니다).

여성인 당신에게 코어 프로그램이 필요한 이유

코어 프로그램은 대부분 머리, 목, 어깨, 팔, 등, 다리 등의 통증을 호소하며 저에게 찾아온 수천 명의 여성을 치료한 경험으로 만든 운동이라고 할 수 있습니다. 이런 증상을 관찰하면서 내린 결론은 그들이 호소하는 불편함과 통증의 원인이 '제대로 발달되지 않고 불균형을 이루는 코어에 있다'는 것이었습니다. 여기서 말하는 '코어'는 몸통을 뜻하는 것으로 복부와 모든 등 근육, 엉덩이의 근육을 포함합니다. 즉 목의 시작에서부터 척추의 끝까지를 의미합니다. 코어 근육은 척수를 보호하는 척추골을 둘러싸고 있으면서 고정시키는 역할을 하며 척수에서는 31쌍의 척수신경이 빠져나오게 됩니다.

코어의 중심부인 척추는 목에서 어깨를 통과해 팔로 분포되는 신경들의 집합체인 상완신경총과 우리 신체 중에서 가장 넓은 신경이며 요추에서 시작되어 둔부를 지나 양쪽 발끝까지 연결된 좌골신경의 궁극적인 시작이기 때문에 양팔과 다리의 신경이 최상의 기능을 발휘하려면 바로 이 핵심적인 코어 부분이 강하고 안정적인 상태이어야만 합니다.

목과 등 아랫부분은 모두 척추를 안정시키는 코어 근육의 움직임에 의존하고 있으며, 모든 척추분절은 이들을 관통하는 신경을 압박하지 않도록 정렬해 있습니다. 만약 이들 신경이 압박되면 신경은 전기충동을 근육에 전달할 수 없게 되고 그러면 근육이 제대로 기능을 수행할 수 없게 되므로 몸을 제대로 움직일 수 없거나 통증이 발생합니다.

제가 담당하고 있던 환자 대부분의 경우가 몸통을 받치고 있는 코어 근육이 필요한 만큼 튼튼하지 못했고, 그들이 불편함을 느끼는 원인이 바로 여기에 있었던 것입니다.

그래서 저는 환자들에게 코어 프로그램 운동을 처방했습니다.

이 책에 담긴 운동들로 코어 근육을 강화시켰던 것이죠. 코어 근육이 튼튼해지면 몸의 불편함은 사라지고 코어 프로그램을 하는 동안은 고통이 절대 재발하지 않습니다. 그리고 코어 프로그램 운동은 바른 자세를 만들어 주며 앉을 때나 걸을 때, 그리고 뛸 때도 예전보다 훨씬 편하게 움직이게 해줄 겁니다. 그 이유는 코어 근육이 튼튼해지면 질수록 몸이 더 잘 움직일 수 있기 때문입니다.

탄탄한 기본설계가 건물을 받쳐주고 무너짐을 막아주듯이 강화된 코어는 튼튼한 신체의 기본을 이루며 몸을 건강하게 해주는 것이죠.

이 책은 튼튼한 코어 만들기 방법을 여성들에게 맞도록 조정하여 소개하고 있습니다.

여성의 일이 점점 많아지면 많아질수록 여성의 몸도 더욱 부드럽게 기능하게끔 만들어야 합니다. 제2장에서 더 자세히 설명하겠지만 생활 속에서, 특히 여성이 느끼는 스트레스와 신체적인 부담의 종류는 매우 다양합니다. 또한 신체적인 요구사항도 매우 많아지는데 이에 대해서 우리가 바꿀 수 있는 생활방식은 거의 없습니다. 하지만 우리는 이런 상황에 어떻게 대처할 것인가를 생각해야 합니다. 우리가 사용하는 몸에 대한 책임은 몸을 사용하는 우리들 각자에게 있기 때문입니다.

코어 프로그램은 우리의 몸을 변화시켜 좀 더 건강한 생활을 영위하도록 돕는 방법입니다.

저는 항상 제 환자들에게 65세가 되어서야 노후준비를 하겠느냐고 묻습니다. 그러면 그들은 잠시 말도 안 된다는 듯 저를 쳐다보고 단호하게 아니라고 대답합니다. 코어 프로그램을 실행하는 것은 노후의 건강을 위해 미리 계획하고 투자하는 것과 같습니다.

지금 코어 프로그램을 시작하고 여기서 생기는 배당금을 얻으시기 바랍니다. 그럼 인생을 최대한 활용하면서 즐길 수 있습니다. 코어 프로그램은 하면 할수록 점점 더 쉬워지는 운동입니다. 운동을 매우 오랫동안 해온 제게 코어 프로그램은 마치 이를 닦는 것처럼 자연스러운 생활입니다.

또한 코어 프로그램은 다른 체력단련 운동방법이 할 수 없었던 일을 가능케 합니다. 다시 말해, 나이가 들면서 생기는 '정상적인 건강의 약화'에서 벗어날 수 있다는 뜻입니다.

잃어버린 고리 :
코어 프로그램으로 피트니스 방법을 완성한다

영양가 있는 음식과 보충제의 섭취, 혹은 에어로빅이나 웨이트 트레이닝(weight training)을 하는 것만으로 건강을 유지할 수 있다고 생각하시는 분들이 계실 겁니다. 그러나 이것은 잘못된 생각입니다. 제 말을 오해하지 말기 바랍니다. 물론 에어로빅과 웨이트 트레이닝, 그리고 균형 잡힌 식단과 물을 많이 마시는 일 모두 건강을 지키는 아주 좋은 방법입니다.

그러나 이런 건강에 이로운 선택들이 여러분의 몸에 일상생활에서 수백 가지의 동작을 전혀 불편 없이 할 수 있는 힘, 균형, 그리고 좋은 자세를 줄 수는 없습니다. 또한 고통을 경감시킬 수도, 부상을 예방할 수도 없습니다.

그렇지만 코어 프로그램은 당신의 골격과 근육, 그리고 관절이 최상의 조화를 이루게 합니다. 그리고 코어 프로그램만이 제공하는 독특한 코어 강화와 스트레칭, 균형 잡기와 자세교정의 조합이 항상 느끼던 지치고 피곤한 기분을 사라지게 합니다.

더욱이 코어 프로그램은 요가, 에어로빅, 혹은 웨이트 트레이닝 같은 다른 운동들을 더욱 효과적으로 만들 수 있습니다. 코어 프로그램의 운동 동작이 여러분의 몸을 바르고 튼튼하게 해서 에어로빅이나 기타 운동 중에 자주 입게 되는 부상을 예방해 줄 뿐만 아니라 단지 매일매일 산책을 하겠다고 결심한 분도 코어 프로그램으로 근육을 적절하게 길러주면 오랫동안 운동을 하지 않았을 때 생기는 근육의 부담이나 통증을 예방할 수 있습니다.

운동요법: 도울 뿐이지 치료제는 아니다

제게 오는 많은 환자들이 요새 인기 있는 운동요법(bodywork technique)을 해본 경험이 있었습니다. 모두 나름대로의 효과가 있지만 그중 일부는 부작용도 있습니다.

알렉산더, 펠덴 크라이스: 2가지 모두 부드럽고 리드미컬한 균형 동작이 특징이지만 근력강화 요소가 부족합니다.

필라테스: 근력 강화와 근육균형 조절 효과가 매우 뛰어나고 아름다운 몸매를 가꿀 수 있는 운동입니다. 그리고 초급과정에서는 코어 프로그램과 마찬가지로 혼자 습득이 가능합니다. 그러나 단계가 높아질수록 강도가 매우 세지는 운동이라고 볼 수 있습니다.

마사지: 근육통증을 경감시켜주면서 휴식을 취하는 데 도움이 되지만 힘을 기르는 데는 전혀 도움이 안 됩니다. 그리고 혼자서 할 수 없다는 문제점이 있고 일시적인 마사지 효과를 위해 마사지 비용을 계속 지불해야 한다는 단점도 있습니다.

태극권: 웨이트 시프팅(weight shifting)을 주로 하는 이 방법은 안정성, 균형, 힘을 기르는 데는 효과적입니다. 하지만 태극권은 팔의 힘을 기르거나 척추 사이의 공간을 확장시키지 못하기 때문에 신경을 발달시킬 수 없습니다.

요가: 근육의 유연성을 길러주지만 코어 근육의 유연성은 길러주지 못합니다. 지나친 스트레칭으로 특정 근육이 약해질 수 있으며 반대쪽 근육과 불균형을 이룰 수도 있습니다.

그러나 코어 프로그램은 긴장해소와 근육강화, 유연성, 자세교정을 완벽히 할 수 있습니다. 또한 특별한 기구나 개인 트레이너가 필요 없으며 부상의 위험도 전혀 없습니다.

물리치료사의 몸 만들기

저는 여성이 안전하게 운동할 수 있는 방법을 잘 알고 있습니다. 다른 대부분의 운동전문가와는 달리 제 경우에는 의학적인 지식을 습득했기 때문입니다. 저는 대학에서 생물학을 전공하면서 2년 동안 의과수업을 들었고 4년간 뉴저지의 치의예과 수업의 일부로 물리치료 과정을 수강한 뒤 학위를 땄습니다. 또한 대학원 과정에서 근골격계 구조에 대한 심화과정을 마쳤습니다.

환자가 진찰을 받으러 오면 저는 이런 지식들을 바탕으로 한 특별한 방법으로 환자를 진찰합니다. 어디가 어떻게 아프고 이상한지 환자의 설명을 들으면서 관절 상태를 모두 점검하고 근육테스트를 통해 주요 근육조직의 힘을 평가합니다. 그 다음 신체의 모든 관절과 근육 중 문제가 생긴 부분을 정확히 집어내고 관절을 바르게 정렬시켜 제자리를 잡은 관절이 부담 없이 몸의 무게를 지탱하도록 하는 치료를 합니다. 그리고 여기서 그치지 않고 앞으로 입을지도 모르는 부상 예방 방법을 환자들에게 알려주죠.

하지만 이것은 제가 하는 일들의 일부일 뿐입니다.

몇 천 명의 환자를 치료하면서 저는 근육약화 및 근육경직에는 어떤 일정한 유형이 있음을 확실히 알게 됐습니다. 그래서 저는 일련의 힘을 길러주는 운동동작을 고안해 약한 부분을 강화하고 경직된 부분을 스트레칭으로 풀어 주는 코어 프로그램을 개발했습니다. 코어 프로그램이 다른 여타의 운동방법과 다른 점은 바로 여기 있습니다.

다른 운동 방법들은 근육의 힘을 길러줄 수는 있지만 여성의 신체를 보는 방식이 저와 다릅니다. 다른 운동 방법에서는 뼈의 밀도를 높이려면 무거운 운동기구를 들라고 조언하지만 관절에 무리가 가지 않게 드는 방법은 알려주지 않습니다. 또한 통증이나 근육피로의 근본적인 원인을 알려주지도 않습니다.

15년 동안 물리치료사로 일하면서 전 제가 하는 일을 아주 단순한 이유로 사랑합니다. 그것은 매일 환자들이 조금씩 나아지고 있다는 점입니다. 저는 환자들의 고통이나 통증이 긴장과 함께 사라져 버리는 모습들을 보았습니다. 그리고 몇 분 동안 치료를 받은 환자가 얼굴에 미소를 떠올리며 기분이 훨씬 좋아졌다고 말할 때마다 저는 형용할 수 없는 보람을 느낍니다. 환자들은 저의 치료를 받고 좀 더 효율적으로 몸을 움직여 신체에 변화를 가져옵니다.

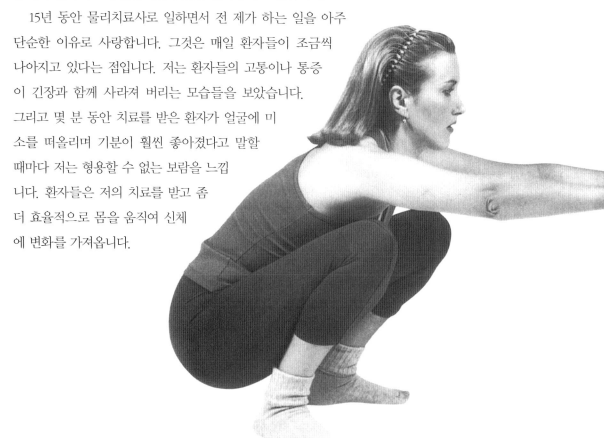

가장 기쁜 변화는 예전보다 자신의 몸에 대해 믿음이 생겼고 앞으로 희망이 보인 다고 말하는 여성분들의 변화입니다.

이렇게 삶을 바꿔주는 변화는 누구에게나 아주 큰 성취감을 선사합니다. 제가 치료했던 여성 중에는 심각한 부상과 복잡한 외과수술 과정을 거쳐 회복단계에 있 는 사람도 많았습니다. 전문외과병원, 세인트 루크 루스벨트 병원센터, NYU 메디 컬 센터, 뉴욕 장로교 병원, 콜롬비아와 코넬 대학 병원 등 뉴욕의 주요 의료기관에 서 돌본 환자들이 그랬습니다. 그리고 저는 물리치료사란 직업 덕분에 다양한 연령 의 다양한 환자들을 만났습니다. 저의 개인 사무실에는 10살 이하의 어린아이부터 90세 이상의 노인까지 모든 연령의 환자들이 찾아오고 몇 년 동안 운동이라곤 전혀 하지 않은 사람부터 올림픽에 출전했던 운동선수까지 모두 같은 대기실 소파에 나 란히 앉습니다. 이 밖에도 포춘지 선정 500대 기업 중 하나인 회사에 다니는 고위급 간부들도 맨하탄에 있는 제 사무실을 정기적으로 찾아옵니다.

때로는 환자를 직접 방문하기도 하는데 만성요통으로 고생하는 고위급 정부관리 를 돕기 위해 베이징에 간 적도 있습니다. 일 년에 몇 차례는 노스캐롤라이나로 가 서 듀크 대학의 남자 농구팀 선수들과 코치를 진찰하기도 합니다.

그러나 가장 중요하게 여기는 것은 바로 여러분 같은 여성들이 가지고 있는 근 골격계 증상의 치료입니다. 많은 여성들이 의사들이 설명하지 못하는 불분명한 통 증으로 고생하거나 운동 중 여러 가지 사소한 부상을 당하기도 합니다. 흔히 볼 수 있는 손상으로는 추간판 탈출증, 회전근개 파열, 테니스 엘보우(tennis elbow), 목 과 등의 다양한 통증, 그리고 어깨, 무릎, 둔부 부분의 활액낭염건염(과도한 사용으 로 생기는 염증), 무릎의 연골과 전십자인대 파열, 연골 연화증(condromalasia: 관 절 연골의 연화. 슬개골에서 가장 많이 나타난다), 염좌와 좌상, 모튼 신경종(Morten's neuroma), 발가락의 망치모양 변형(hammertoes), 건막류(bunion), 발꿈치의 골극, 족저 근막염(plantar fascitis: 발바닥의 결합조직인 족저 근막의 염증) 등이 있습니다. 그런데 이런 부상은 나이와는 아무런 상관이 없습니다. 13살짜리 소녀도 성인들과 같은 고통을 겪는 경우가 많으니까요.

그리고 저는 치료하는 부위가 어디든 간에 코어를 보호하고 튼튼하게 만들도록 집중합니다. 왜냐하면 이런 모든 부상의 원인은 코어 근육이 충분히 튼튼하지 못하 는 데 있기 때문이죠.

즉각적인 근력강화

이 운동법은 간단하지만 매우 효과적인 목 늘리기로, 몇 초 안에 목에서 느끼던 긴장을 사라지게 하고 목 근육을 강화합니다. 그리고 척추 사이의 공간을 확장하는 동작으로 머리 부분의 신경으로부터의 전기충동을 팔과 손의 근육으로 자유롭게 전달함으로써 근육에 좀 더 많은 힘을 길러줍니다(이 동작이 바로 코어 프로그램의 첫 번째 동작, 헤드 투 토우 준비운동으로 언제, 어디서나 할 수 있는 운동입니다).

동작

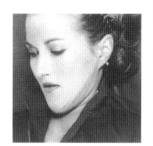

- 똑바로 앉거나 선다.
- 턱을 당겨 목 뒷부분이 늘어나도록 한다. 귀가 어깨 위에 닿도록 한다는 생각으로 어깨뼈를 위로 잡아당긴다. 이 자세를 3초간 유지한다.
- 천천히 원래 자세로 돌아온다.
- 6회 반복한다.

코어 프로그램의 첫 번째 목표 : 근력강화 및 유연성 증대, 균형 잡힌 바른 자세

최대한 좋은 기분을 유지하고 신체가 제대로 기능할 수 있도록 돕는 일이 코어 프로그램의 핵심입니다. 이제부터 어떻게 하면 자신의 몸과 조화를 이룰 수 있는지 알려드리겠습니다. 코어 프로그램을 하고 나면 피로가 쌓인 근육 때문에 몸이 처지는 대신 날아갈 듯 기분이 좋아지는 에너지를 얻을 수 있습니다. 또한 스스로 자신의 몸에 의지할 수 있다는 믿음이 생기고 몇 달 안에 건강해졌음을 느낄 수 있습니다. 그럼 여러분은 새로운 차원의 자신감을 갖게 될 겁니다.

이 모든 놀라운 일들을 만들기 위해 코어 프로그램이 하는 일은 아래와 같습니다.

근육의 균형을 다시 잡는다

다른 운동방법과 달리 코어 프로그램은 한 쌍을 이루는 근육이 수축과 이완운동을 정상적으로 하게 함으로써 근육 간의 균형을 다시 회복시켜 줍니다. 각각의 근육은 수축(줄임으로써 힘을 발생)하거나 또는 이완(늘임으로써 힘을 흡수)하면서 관절운동을 돕게 되는데 종종 어느 한쪽 근육이 다른 한쪽보다 우세한 경우가 생기고, 그러면 근육이 조화를 이루지 못해 근육에 둘러싸인 관절에 무리를 주게 됩니다.

더 쉽게 설명하자면 한 쌍의 근육은 마치 시소처럼 움직이게 되는데 여기서 근육에 둘러싸인 관절은 시소의 중심축 역할을 합니다. 시소가 계속 같은 동작으로 오르락내리락할 때 관절은 제자리에 고정되어 있어야만 합니다. 관절이 효과적이고 통증 없이 작용하기 위해서는 근육 간 힘의 균형이 꼭 필요합니다. 만약 근육 간 힘의 균형이 깨지게 되면 문제가 발생하는 것이죠.

한 예로 만약 오랜 기간 동안 몸을 앞으로 구부린 자세로 지내면 가슴 부분의 흉근은 짧아지며 우세해지고 시간이 흐르면서 흉근과 쌍을 이루며 움직여야 할 등 윗부분의 근육이 늘어난 채로 긴장하게 되는데, 이렇게 되면 상체 윗부분의 자연스러운 움직임이 어려워집니다. 무거운 문을 밀어 열고 싶은데 어깨를 움직이면 짧아지며 우세해진 흉근이 쌍을 이루고 있는 등 근육보다 먼저 힘을 쓰게 되며 이런 불균형은 어깨 관절에 무리한 힘을 가해 손상을 입히게 되는 거죠.

근육의 긴장을 풀어준다

짧아진 근육은 긴장된 상태이므로 스트레칭해 줌으로써 긴장을 완화합니다. 그럼 금방 편안해지는 기분을 경험할 수 있습니다.

우람한 근육 없이 힘을 기른다

근육은 중력에 반하여 움직이면 강해집니다. 코어 운동을 많이 하면 할수록 근육이 다듬어져서 몸의 자세가 매끄러워집니다.

지구력을 기른다

코어 프로그램에서 가장 중요한 동작은 숨쉬기입니다. 호흡을 제대로 하기만 해도 지구력을 기르는 동시에 근육의 긴장을 덜어줄 수 있습니다.

몸매를 가꾼다

코어 프로그램은 배와 엉덩이의 군살을 빼고 아름다운 팔을 만들어 줍니다. 다이어트를 하지 않아도 살이 빠지는데 이것은 근육이 생길수록 지방이 연소되기 때문입니다. 만약 체중을 줄이는 중이라면 이 운동으로 체중을 줄일 수 있으며 빈약한 근육도 튼실하게 만들 수 있습니다.

자세를 바로잡는다

코어 프로그램은 줄어든 근육을 스트레칭하고 약한 근육을 강하게 단련시킴으로써 관절이 제자리로 돌아가게 합니다. 이 말은 골격이 다시 제자리를 찾는다는 뜻입니다. 관절이 제 위치를 잡게 되면 곧은 자세로 앉거나 서거나 걸을 수 있으며 움직이기도 훨씬 편해집니다. 자세가 개선되면 몸의 움직임은 보다 우아해집니다.

유연성을 높인다

이 운동법은 근육과 관절의 유연성을 증대시킵니다. 최적의 근육 유연성을 얻게되면 관절이 정상적인 범위에서 움직이게 됩니다.

그런가 하면 성적 쾌감을 증가시키기도 합니다. 코어 프로그램은 오르가슴과 관련이 있는 골반 근육을 강화하기 때문에 전보다 쉽게, 그리고 강한 오르가슴을 느낄 수 있습니다.

코어 프로그램의 두 번째 목표 : 예방

나이가 들어 몸이 약해지는 현상을 어쩔 수 없는 일이라 생각할 수도 있습니다. 어떤 분은 운동을 할 때마다 요실금 현상을 겪기도 합니다. 이런 증상으로 많은 여성들이 고통을 겪고 있고 특히 나이가 든 여성일 경우에는 그 정도가 더 심한 것이 사실입니다.

그리고 집안에 관절염이나 골다공증을 앓았던 가족이 많다면 앞으로 자신도 그런 병에 걸리지 않을까, 또 할머니를 보면서 자신도 늙으면 저렇게 약한 모습으로 변해버리지는 않을까 걱정하기도 합니다.

다행히도 위의 일들은 걱정하지 않아도 됩니다. 여성의 몸은 시간이 지나면서 피할 수 없는 신체적인 변화를 겪게 되지만 나이 자체가 자세나 움직이는 방법, 또는 건강 등을 결정하지는 않습니다. 그리고 관절염이나 골다공증 같은 병을 예방하는 방법은 많습니다.

코어 프로그램의 효과는 다음과 같습니다.

관절염에 걸릴 위험을 줄이고, 증상을 완화시킨다

관절을 무리하게 사용하거나 반대로 거의 사용하지 않았을 때 관절에 염증이 발생합니다. 물론 이런 관절염은 예방할 수 있습니다. 관절이 제자리에 위치해 있으면 부상을 당할 염려가 없으며 관절에 작용하는 힘을 흡수합니다. 그리고 균형이 잡힌 관절은 마치 기름칠을 한 듯 매끄럽게 움직입니다. 왜냐하면 관절을 둘러싸고 있는 막에서 분비되는 활액(관절을 싸고 있는 활액막에서 분비되는 윤활액)이 관절에 가해지는 모든 압박이나 압축에도 감소하지 않기 때문입니다. 따라서 균형잡힌 관절은 쉽고 편안하게 몸을 움직이게 합니다.

사라는 관절염에서 비롯된 만성적인 무릎통증으로 고생했었는데 코어 프로그램을 시작하면서 눈에 띄게 좋아졌습니다. "내리막길을 걸을 때 너무나 아팠고 그 증상은 점점 더 심해지고 있었어요. 겨우 32살인데 움직일 수가 없다는 사실을 인정하기가 어려웠죠. 그러나 코어 프로그램을 하면서 통증이 사라졌고 다시 힘도 생겼어요. 또 몸매도 훨씬 예뻐졌답니다."

골다공증에 걸릴 위험을 줄이고, 증상을 완화시킨다

코어 프로그램은 근육을 움직여 뼈로 자극을 전달함으로써 조골세포의 작용을 촉진시키므로 골밀도를 더 높일 수 있습니다. 골밀도가 10% 감소할 때마다 골절사고를 당할 위험은 50~100%까지 높아집니다. 최고 골밀도에서 표준편차를 계산하는 골밀도 검사를 실시한 결과 코어 프로그램을 처방한 환자의 경우 확실히 골밀도가 높아지는 것을 확인할 수 있었습니다.

애너는 80세의 골다공증 환자로 이런 변화에 깜짝 놀랐습니다. "작년 테스트를 받은 뒤에 처음으로 골밀도가 최고점(whole point)에 이르렀어요. 게다가 전보다 움직이기도 훨씬 좋아졌고요. 전 예전부터 머리를 좌우로 돌릴 수가 없었는데 코어 프로그램을 시작한 지 3개월 만에 아무 문제없이 머리를 돌릴 수 있게 됐어요."

요실금 증상을 완화하거나 없앨 수 있다

오르가슴 동안 수축하는 근육은 동시에 소변이 나오지 못하도록 막아주는 기능도 합니다. 골반뼈(pubic bone)와 꼬리뼈(tailbone)를 제자리에 고정하도록 골반 근육을 기르면 요실금을 예방할 수 있으며 방광 근육 역시 강화됩니다.

부상을 방지한다

근육이 약해지면 부상을 입기 쉽습니다. 몸이 따라가지 못하는 상황이 발생했을 때, 예를 들면 무거운 물건을 든다거나 아이를 업을 때, 버스를 잡으려고 뛰어갈 때, 에어로빅 교실에서 무리한 운동을 할 때, 또는 하루 종일 컴퓨터 앞에 앉아 있을 때도 부상을 입기 쉽습니다. 그러나 근골격 구조가 튼튼하고 균형이 잘 잡혀 있으면 부상을 당할 위험성이 훨씬 줄어듭니다.

코어 프로그램의 세 번째 목표 :
신체의 통증과 불편함을 해결한다

상황은 다르지만 여러분들도 다음과 같은 경험을 해 보신 적이 있으리라 생각합니다. 제가 아는 한 여성은 옆구리에 계속 통증이 가시지 않아 고생을 했습니다. 몇 주 동안 통증은 계속 심해졌고, 그녀는 결국 의사에게 진찰을 받기로 결심했습니다. 의사는 진찰을 끝낸 뒤 몇 가지 진단검사를 했지만 검사결과는 모두 정상으로 나왔습니다. 그런데도 여전히 통증은 그대로였습니다. 이럴 경우 의사는 보통 좀 더 자세한 검사를 하라고 권합니다. 그들이 미처 보지 못하고 지나쳤을 모든 가능성을 간과하지 않기 위해서 말입니다. 이렇게 이유 없는 통증의 원인을 가려내기 위해 모든 환자들은 계속 검사를 받아야 합니다.

그녀는 검사비용으로 2천 달러나 썼지만 일주일 후의 결과는 아무 이상이 없다

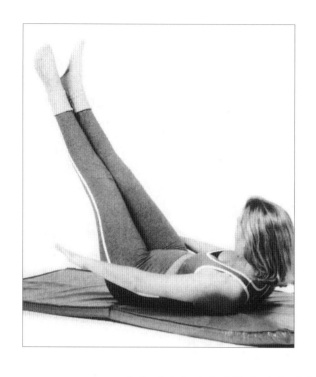

는 말뿐이었습니다. 그녀는 물론 안도의 숨을 내쉬었지만 몸은 여전히 개운치 않았습니다. 그리고 의사의 말대로 스트레스를 줄이기만 하면 과연 그녀를 괴롭히는 통증의 원인이 사라질지도 의문이었습니다.

의사의 관점에서 '뭔가 잘못되었다'는 판단은 확실하게 원인이 규명된 질환이나 부상을 의미합니다. 이런 기질성 기능장애는 주류의학에도 치료방법이 있습니다. 그러나 불행히도 검사로 이런 문제를 밝혀내지 못하면 환자는 더욱 상태가 악화될 수밖에 없습니다. 여러분을 괴롭히는 문제의 원인이 의사의 전문영역 밖에 놓여 있기 때문입니다.

만약 당신이 이런 상황에 처해 있다고 생각하면 당신에게는 지금 코어 프로그램이 필요합니다. 원인불명인 병의 배경엔 '코어'가 있기 때문입니다. 그리고 코어는 저의 전문치료영역입니다.

우선 제2장에 있는 자가진단을 한 뒤 여러분의 코어가 약한지 아닌지를 판단하시기 바랍니다. 그 다음 코어 파운데이션 운동을 최소한 3주간 반복합니다. 1주만 지나면 기분이 좋아지고 몸의 불편이 사라짐을 느끼실 수 있을 겁니다. 또한 전에 없이 몸에 에너지와 활력이 넘침을 경험할 수 있습니다.

코어 프로그램은 모든 연령의 여성들이 할 수 있는 운동입니다. 몸이 너무 약한 사람이라도 간단한 호흡방법으로 충분한 효과를 얻을 수 있습니다.

코어 프로그램의 네 번째 목표 :
부상이나 질병에서 벗어난다

코어 프로그램은 다양한 스포츠 부상을 치료하고 많은 종류의 신체기능 장애를 치료하여 좋은 결과를 얻었습니다. 그러나 만약 다음의 만성질환이나 또 다른 치명적인 질환이 있더라도 코어 운동을 통해 힘과 원기를 증진시키시기 바랍니다.

손목터널증후군(Carpal tunnel syndrome)

암(유방절제수술 포함)

복직근이개(Diastasis recti)

섬유조직염(Fibromyalgia)

열공탈장(Hiatal hernia)

림프부종(Lymphedema)

루프스(Lupus)

류마티스성 관절염

경피증

　　모니카는 52세로 3년 전 섬유조직염이란 진단을 받았지만 코어 프로그램으로 운동하면서 많이 좋아졌습니다. "코어 프로그램의 맨 처음 동작인 헤드 투 토우 예비운동부터 시작했어요. 3주 동안 운동한 뒤에는 전체 과정을 다 할 수 있었어요. 심지어 하루에 2번 할 때도 있었죠. 사실 코어 운동을 하기 전에는 앉아서 하루 2시간밖에 일하지 못했어요. 어깨와 엉덩이에 통증이 너무 심했었거든요. 그러나 이제는 아무렇지도 않고 몸도 아주 편안하고 기운도 넘친답니다."

코어 프로그램의 결과

　통증이나 고통이 금방 없어질 뿐만 아니라 소화기능도 훨씬 좋아집니다. 또한 몸의 부기도 줄고 숙면을 취하게 되었을 뿐만 아니라 성생활까지도 좋아졌다는 환자들도 많습니다. 이렇듯 코어 프로그램은 한결 몸을 편안하게 해주고 아주 상쾌한 기분을 느끼게 합니다.

여기 건강을 보장하는 몇 가지 방법을 여성분들에게 소개합니다.

- 이 책만의 독특한 헤드 투 토우 예비운동
- 여러 가지 비디오나 책자를 통해 시중에 떠도는 운동법 중 오히려 몸에 해로운 운동을 피하는 법
- 힘과 유연성을 기르고 이를 평생 유지할 수 있는 프로그램
- 여성들이 흔히 입는 부상과 그 예방법
- 특별한 원인이 없는 신체적 스트레스와 고통 및 불편함을 없애는 방법
- 서양의학에서 말하는 신경성 통증, 고통의 원인과 치료방법
- 시간이 지날수록 더 건강해지는 기분

코어 프로그램의 궁극적인 목표는 누군가 "기분 어때요?"라는 질문을 던지면 여러분이 망설임 없이 "아주 좋아요, 온몸 구석구석 모두 다요"라고 대답하는 것입니다.

시작하기 전에

만약 코어 프로그램을 빨리 시작하고 싶다면 제7장을 먼저 읽어보기 바랍니다. '기초코어'는 모든 환자들에게 처방하는 기본 프로그램입니다. 만약 모든 자가진단에서 합격했더라도 최소한 1주간은 기초코어 운동을 한 뒤 중급코어 단계로 넘어가야 합니다.

자가진단 항목 중 하나도 통과하지 못했다면 기초코어를 3주가량 운동하시기 바랍니다. 만약 운동의 강도를 높이고 싶다면 3주 후, 제8장에 있는 중급코어 운동을 합니다. 3주 동안 중급코어를 한 다음에는 제9장의 최고 단계인 고급코어 프로그램을 실시합니다.

코어 프로그램에 숨어 있는 과학적 사실들이 궁금하신 분은 제가 어떻게 코어 프로그램을 시작하게 되었고 구성했는지 설명된 다음 장들을 읽어보시기 바랍니다.

제2장은 현재 신체상태를 파악할 수 있는 자가진단법으로 꾸며져 있습니다.

제3장에서는 코어 프로그램을 만들게 된 계기를 저의 경험을 통해 설명했습니다.

제4장에서는 몸에 좋지 않은 여러 가지 자세와 어떻게 코어 프로그램이 그 자세를 바로잡아줄 수 있는지에 대해 설명합니다.

제5장은 여러분의 근골격 구조에 대한 최소한의 이해를 돕고자 부위별로 나누어 간단하게 설명한 장입니다.

제6장에는 코어 프로그램을 시작하기 전 당신에게 의욕을 불러넣어 줄 몇 가지 조언들이 있습니다. 그러나 일단 코어 프로그램을 시작하고 난 다음에는 더 이상 이런저런 동기부여가 필요 없을 것입니다. 왜냐하면 코어 프로그램으로 느끼는 최상의 기분보다 훌륭한 동기부여는 없기 때문입니다.

제7, 8, 9장은 각각 기초코어, 중급코어, 고급코어의 실제 동작들을 따라하기 쉽도록 사진과 함께 자세한 동작설명을 덧붙였습니다.

제10장에서는 많은 여성들이 코어 운동과 함께 하는 웨이트 트레이닝의 효과를 높이는 방법을 알려드립니다. 웨이트 트레이닝 같은 운동은 제대로만 하면 코어 프로그램의 효과를 더욱 높입니다. 하지만 잘못하면 오히려 부상을 입을 수 있습니다. 또한 절대 해서는 안 되는 운동들도 있습니다. 특히 여성에게 안 좋은 운동들이 있는데 제10장에서는 안전하게 운동하고 운동효과를 최대화할 수 있도록 '해야 할' 운동과 '해서는 안 될' 운동을 알려드립니다.

마지막으로 제11장 Q&A에서는 환자들이 주로 많이 묻는 질문과 그에 대한 답변을 실어 여러분의 궁금증을 풀어드립니다.

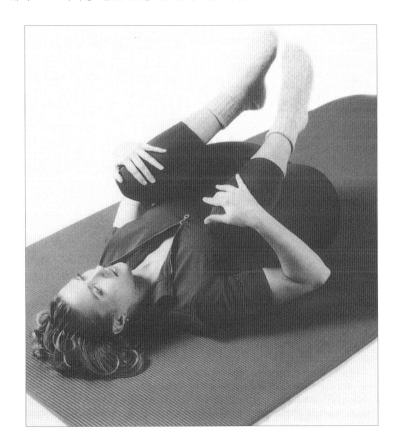

제2장 코어는 다르다

여성에겐 뭔가 특별한 것이 있다

제가 만났던 여성 환자들의 나이는 20대 초반부터 80대 후반까지로 매우 다양했습니다. 체형이나 체격도 각각 달랐으며 체력 상태도 달랐습니다.

많은 여성들이 꾸준히 운동을 하고 있었지만 여전히 운동을 하겠다는 마음만 먹고 있는 사람들도 많았습니다. 몇몇 분들은 뼈만 남았을 정도로 말랐거나 과체중인 분들도 있었습니다. 그러나 대부분은 극과 극 사이에 있는 아주 평범한 분들이었고 이들 여성들의 공통점은 남성들과는 다른 무언가가 있다는 것입니다.

우선, 여성은 여성만의 독특한 신체구조를 가졌습니다. 임신 및 출산기능과 호르몬의 작용은 뼈와 관절의 정렬상태에 영향을 미치게 되고, 그것은 곧 근육이 분포하는 패턴에 있어서도 남성과 다른 형태를 가지도록 합니다.

또한 여성은 생활방식에 있어서도 남성과 뚜렷이 구별됩니다. 그 결과 매우 다양한 여성 고유의 행동양식이 나타나고 그로 인해 근골격 구조는 직접적인 영향을 받습니다. 뿐만 아니라 여성은 지구력이나 에너지, 부상을 견디는 능력에서 남성보다 약합니다.

▶ 여성의 신체 코어

남성과 여성이 서로 다른 신체구조를 가졌다는 것은 널리 알려진 사실입니다. 그런데도 이런 차이점으로 인한 영향에 대해서는 모르는 분들이 많습니다. 조물주가

빚어낸 여성의 몸은 아기를 낳는 과정을 거치면서 근골격 구조에서 아주 놀라운 변화를 겪게 됩니다. 그리고 이 놀라운 변화는 여자아이들이 사춘기에 이르면 눈에 띄게 두드러집니다.

골반의 차이

그다지 새로운 사실은 아니지만 당신의 엉덩이 뼈는 대퇴골과 연결돼 있고 대퇴골은 무릎 뼈와 연결돼 있습니다. 그런데 여기에 덧붙여 알아 둘 점은 무릎 뼈가 경첩관절(경첩과 같은 구조로 되어 한쪽 방향으로만 굴곡 운동을 하는 관절)이라는 사실입니다. 그리고 이 무릎 관절은 위, 아래 뼈가 움직일 때마다 생기는 힘의 변화를 흡수하는 역할을 합니다. 이런 점들을 알아야 당신은 당신의 신체에서 벌어지는 변화들을 제대로 이해할 수 있습니다.

여성은 초경을 하면 골반의 발달이 시작되며 이는 무릎까지의 정렬상태에 영향을 끼칩니다. 우선 골반이 넓어지는데, 그러면 둔근이 늘어나고 그 일부가 힘을 잃습니다. 동시에 반대쪽 근육은 긴장하게 되면서 대퇴골을 안으로 밀어 넣습니다. 이러한 변화는 슬개골의 축을 외측으로 이동시켜서 계단을 내려갈 때처럼 무릎을 굽힐 때마다 무릎 관절에서 두 번째 발가락으로 실리는 정상적인 정렬축을 틀어지게 합니다. 이렇게 되면 발목이 본래의 운동성을 상실하고 발의 가운데 부분이 상실한 운동성을 대신 보완하게 되는데 이런 일련의 변화는 발바닥의 아치를 점점 사라지게 해 평발을 만드는 결과를 초래합니다.

청소년의 경우 학교에서 받는 체육수업은 매우 바람직한 일입니다. 그러나 불행히도, 수업시간에 하는 운동은 위와 같은 신체의 변화를 고려하지 않은 채 잘못된 동작을 계속해서 반복하는 경우가 있습니다. 예를 들어서 농구를 할 때 뛰거나 점프하는 동작은 다리에 자기체중의 3배에 달하는 힘을 가합니다. 그리고 걸을 때 무릎이 받는 힘은 체중의 1.5배입니다. 그러므로 약간의 근육 불균형에도 골격이 받는 충격은 무척 크며 운동을 하지 못할 정도로 부상을 입는 이유가 대부분 이런 까닭입니다. 바로 약한 엉덩이와 둔근 때문에 무릎에 계속 문제가 생기는 것이죠.

코어 프로그램은 여성 둔부의 차이를 고려해서 만들었기 때문에 다리부상을 방지하며 오랫동안 축적된 무릎의 스트레스도 없애줍니다. 또한 코어 프로그램은 관절을 둘러싸고 지탱하는 근육을 운동시킴으로써 관절을 고정시켜 줍니다.

배란기-무릎 관계

배란기와 무릎 부상 사이의 연관성을 알아보기 위해 일단 참고할 사항이 있습니다. 바로, 많은 젊은 여성운동선수를 대상으로 배란기와 무릎 부상과의 관계를 조사한 연구보고서입니다. 〈Journal of Orthopedic Research〉에 실린 한 보고서를 보면 이 관계를 알려주는 아주 놀라운 사실을 발견할 수 있습니다. 캘리포니아에서 무릎의 전십자인대 파열 병력이 있는 40대 여성들을 관찰한 결과 이들의 손상은 월경주기 중, 특히 배란기일 때 가장 많이 발생되었습니다. 배란기에는 릴락신이라는 호르몬과 에스트로겐 호르몬이 상승합니다. 로프처럼 생긴 인대는 뼈와 뼈를 붙여 관절을 고정시키는 역할을 하는데 일반적으로 여성이 남성보다 인대가 느슨한 편입니다. 그런데 배란기에는 이 호르몬이 인대를 더욱 느슨하게 만들어 관절의 안정성을 유지하기가 어려워지고 이 때문에 인대파열이 발생할 확률도 높아지는 것입니다. 게다가 근육과는 달리 인대는 운동을 해도 특별한 변화를 얻을 수 없기 때문에 위험성이 더욱 높습니다.

호르몬의 차이

여성의 호르몬이야말로 출산을 위해 세세하게 조절된 생물학적 프로그램의 구체적인 방안이라 할 수 있습니다. 여성의 신체는 임신과 출산, 육아를 위한 기능을 모두 갖췄습니다. 또한 임신, 출산, 육아 기능을 위해 분비되는 호르몬은 여성의 신체구조에 놀라운 영향을 끼칩니다.

예를 들면 호르몬은 근육과 관련하여 매우 중요한 역할을 합니다. 여성은 상대적으로 에스트로겐 호르몬 수치가 높고 테스토스테론 수치가 낮습니다. 반대로 남성의 경우에는 에스트로겐 수치가 낮고 테스토스테론 수치는 높은데 바로 이 테스토스테론이 근육 성장을 촉진하여 남성이 여성보다 많은 근육을 갖게 됩니다. 여성은 남성과 달리 근력이 발달하지 못하기 때문에 별도의 근력강화 운동을 해야 합니다. 이것이 바로 여성이 코어 프로그램을 해야 하는 이유입니다.

호르몬은 관절이완에도 영향을 끼칩니다. 무릎 부상에서 설명했듯이 여성은 남성보다 인대가 느슨한데다가 배란기에는 더욱 느슨해집니다. 여성의 인대가 남성보다 느슨하다는 사실은 남성보다 여성들의 관절이 더 유연하다는 뜻입니다. 이 의미는 관절이 제자리를 잡기 위해서는 근력에 더욱 의지해야 한다는 뜻이기도 합니다. 결국 강한 근육을 길러야 관절이 더욱 안정적일 수 있고 결과적으로 부상을 입을 확률도 줄어들며 동작도 훨씬 쉽고 부드럽게 할 수 있습니다.

남성과 여성의 차이와 관련되는 다른 호르몬들은 각각의 생식구조에 직접 영향을 미칩니다. 코어 프로그램은 이런 여성의 생식기능을 더욱 건강하고, 튼튼하게 지켜주는 역할도 합니다. 근력을 강화하여 임신기간에 생기는 체중증가에 대비하고 임신기간 중에도 불균형적이고 약한 근육으로 인해 발생하는 등과 발의 통증을 완화하며 출산에 매우 중요한 골반근육을 강화함으로써 쉽게 출산할 수 있도록 돕기도 합니다.

여성의 일생 전체에 걸쳐 일어나는 신체 호르몬의 변화 또한 코어 프로그램이 필요한 이유입니다. 예를 들면 에스트로겐은 근육에 크게 도움이 안 되지만 뼈나 심장에는 말할 수 없이 중요한 역할을 합니다. 에스트로겐 분비가 감소하면 골밀도가 떨어지고 관절염에 걸릴 확률이 높아지기 때문에 에스트로겐의 분비가 감소하는 폐경기 전까지는 에스트로겐의 작용을 최대화하는 운동을 꾸준히 지속해야 합니다. 그럼 뼈의 밀도가 높아지는 효과를 볼 수 있죠.

에스트로겐 결핍으로 생기는 다른 징후로는 폐경기에 방광, 질, 직장 기능을 연결하는 골반저 근육이 제 기능을 잃어버리는 현상입니다. 만약 골반 근육이 그 긴장도나 탄력성을 잃게 되면 성적 만족도가 떨어지고 요실금 증상도 일찍 찾아옵니다.

코어 프로그램은 이런 에스트로겐의 이점을 강화해 폐경기에 에스트로겐 분비가 감소하면서 생기는 증상에 대처할 수 있게 하고 태어나면서부터 20대 중반까지 계속되는 뼈 생성을 최대화할 수 있도록 해줍니다. 그리고 뼈가 성장을 멈추는 시기에도 충분한 운동을 통해 뼈 밀도가 낮아지기 시작하는 35세까지 높은 골밀도를 유지하게끔 도와줍니다. 또한 폐경기 이후 노년기까지 골밀도의 감소를 예방합니다.

코어 프로그램은 골반저 근육을 강화하여 어떤 연령의 여성에게든 이롭게 합니다.

코어 프로그램은 어린 소녀들부터 폐경기 여성과 노년 여성에 이르기까지 모든 연령의 여성에게 효과가 있습니다. 뼈뿐만 아니라 근육 성장을 돕고 기분도 좋아지며 자세 역시 바르게 됩니다. 또 앞으로 다가올 여러 가지 질병을 예방할 수도 있습니다. 40세 이상의 여성의 경우 매년 1% 비율로 근육이 사라지는데 웨이트 트레이닝이나 코어 프로그램으로 이를 방지할 수 있습니다. 가까운 체육관에서 웨이트 트레이닝 기구를 이용하거나 코어 프로그램의 몸을 이용한 중력저항 운동을 하면 근육 형성과 유지에 큰 도움이 됩니다.

근육 분포의 차이

원래 여성은 상체보다 하체 부분에 더 많은 근육을 저장하도록 되어 있습니다. 또한 여성의 상체 근육은 하체 근육만큼 쉽게 발달하지도 않습니다. 물론 남성에게는 없는 유방이 있다는 사실을 제외하고도 여성 특유의 생활방식 때문에 여성들은 남자들과 똑같은 힘을 필요로 하지는 않습니다.

코어 프로그램은 여성의 특징에 맞게 상체의 근육을 강화하며 일상에서 부딪히는 일들을 더 쉽고 편하게, 부상당할 염려 없이 해낼 수 있도록 도울 것입니다.

▶여성의 생활방식

여성은 상황에 대처하는 방식이 남성과는 다릅니다. 그리고 이런 행동양식의 차이가 신체에 직접적인 영향을 미칩니다. 남녀 간의 차이점은 아래와 같은 사항에서 잘 드러납니다.

- 스트레스에 대한 대처
- 체중의 감량과 증가
- 짐을 들거나 아이를 업거나 기타 여러 가지 일을 하는 방법들

스트레스에 다르게 반응한다 : 긴장에 대한 경향

스트레스를 받는 상황에 맞닥뜨렸을 때 남성이나 여성 모두 일련의 비슷한 생리적 변화를 경험합니다. 그것은 '공격 또는 회피(fight or flight)' 반응으로 인체 내부에서 스트레스 반응 시스템이 발동하여 나타납니다. '공격 또는 회피' 반응은 흔히 알려진 대로 다음과 같이 나타납니다.

우리가 놀라거나 기분이 상하면 심장박동이 빨라지면서 손바닥에 땀이 납니다. 그리고 부신(좌우의 콩팥 위에 있는 내분비샘) 자극 호르몬인 아드레날린이 분비되어 혈중 내로 들어가면 근육이 긴장하고 심장이나 눈 같은 신체 기관과 근육에 혈액이 전달되면서 즉각적인 생존에 필요한 활동력이 고조됩니다. 이처럼 인체는 위험에 대처해 싸우거나 그 상황을 피할 수 있는 힘과 에너지를 스스로 제공하는데 이런 역할을 하는 곳이 바로 교감신경계입니다.

남성이나 여성이나 기본적으로 교감신경계를 통한 똑같은 '공격 또는 회피' 반응을 겪지만 스트레스에 대처하는 방식은 서로 다릅니다. 예를 들어 남성들이 가벼운 접촉사고를 당했을 때 차분하고 이성적으로 대처하여 찌그러진 차를 어떻게 수리할지, 또는 보험회사에 어떻게 연락해야 할지를 먼저 생각하는 경우는 보기 힘듭니다. 적어도 열띤 논쟁이 오간다고 봐야 맞습니다. 그러나 일단 분노가 외부로 표출이 되면 남성의 교감신경계는 더 이상 작동하지 않습니다. 하지만 여자의 경우는 이와 다릅니다.

여성은 대체로 분노를 표현하지 않는 경향이 있습니다. 대신 여성들은 이를 안으로 삭힙니다. 그 결과 '공격 또는 회피' 반응이 끝난 뒤에도 그 영향이 오래 지속됩니다. 몇 분 또는 몇 시간이 지난 뒤에 이미 긴장되어 있던 근육이 더 수축하게 되는 경우가 바로 이 때문입니다.

근육이 긴장하면 근육 내의 신경들을 압박하기 쉽습니다. 신경은 전기충동을 전달해 근육이 원활하게 동작하도록 만드는 역할을 하는데 압박된 신경은 이 일을 제대로 수행하지 못하게 합니다. 따라서 신경의 전기충동이 근육으로 원활히 전달되지 않아 근육의 약화, 경련, 또는 통증 같은 증상이 발생하고 더 나아가 혈관이 긴장된 근육의 압박을 받아 근육에 혈액이 충분히 공급되지 못합니다. 결국 세포가 제 기능을 하도록 돕는 산소와 영양분의 공급이 부족해지는 것이죠.

이런 현상이 반복해서 일어나면 근육의 정상적인 수축·이완 작용이 일어나지 못합니다. 다시 말해 근육에 전기적 '단락(短絡)' 즉, 끊김이 발생하고 혈액 공급이 방해를 받는 것입니다. 이는 몸의 통증과 자연스러운 동작이 불가능한 것으로 쉽게 알 수 있습니다.

여성의 경우, 긴장을 느끼는 부위는 보통 목, 등, 어깨 그리고 턱과 얼굴입니다. 두통이나 피로감 역시 흔히 나타나는 증상입니다. 일부 여성은 얼굴에 통증을 느끼고 음식을 씹을 때 턱 관절이 아프거나 두통, 그리고 이명현상 등이 발생하는 TMJ(측두하악관절) 장애로 고생하기도 합니다(한편 재미있게도 남성의 경우에는 가슴이나 골반, 엉덩이에 긴장을 느끼는 경향이 있습니다).

코어 프로그램은 긴장된 근육을 풀어주며 신경 전달 및 혈액 순환을 돕습니다. 결과적으로 우리의 몸은 좀 더 편안한 기분을 느끼게 됩니다. 또한 코어 프로그램의 깊은 호흡방법으로 산소 흡입량을 높이면 긴장을 더욱 쉽게 풀 수도 있습니다.

체중 변동

성인이 된 후 최소한 5kg 정도의 체중변화를 겪지 않는 여성은 아마 거의 없으리라 생각합니다. 여성의 체중변화가 왜 생기는지에 대한 이유는 아주 많습니다. 월경 전 매달 몸무게가 약간씩 늘어났다가 금방 줄어드는 여성들도 있고 임신기간에 늘어난 몸무게가 출산 뒤 원래의 몸무게로 돌아가지 않는 여성들도 있습니다.

정서적인 일도 체중 증가나 감소에 영향을 미칩니다. 행복한 일이 있으면 보통 축하의 뜻으로 음식을 먹기 때문에 체중이 늘어납니다. 그러나 난생 처음 사랑에 빠진 경우처럼 최고의 기쁨을 느낄 때는 오히려 체중이 줄어듭니다. 왜냐하면 밥을 먹지 못할 정도로 흥분한 상태가 되기 때문입니다.

다이어트도 체중변화에 아주 큰 역할을 담당합니다. 손에 잡히는 어떤 여성잡지든지 아무 곳이나 펴서 읽어보면 '단시간' 내에 '완벽한' 몸매를 만들어 주는 새로운 다이어트 방법을 소개하는 경우가 많습니다. 이런 다이어트 후에는 요요 현상(yo-yo cycle: 식이요법에 의한 다이어트로 한때 체중이 감량되었다가 다시 원래의 체중으로 급속하게 복귀하거나 그 이상으로 증가하는 현상)이 일어나는데 이는 특히 여성들에게 자주 나타나는 현상입니다. 남성도 물론 체중의 변화를 겪지만 남성의 체중변화는 요요 현상의 경우와는 다릅니다. 남성은 여성에 비해 근육이 많기 때문에 칼로리 소모가 빠른 만큼 체중의 감소도 빠릅니다.

그런데 체중의 증가와 감소, 즉 체중변화는 우리의 신체에 스트레스가 쌓이게 합니다. 여분의 체중이 생기게 되면 이미 있던 불균형이 더욱 악화됩니다. 골반의 곡선을 기억해 볼까요? 체중이 증가하면 근육의 불균형이 더욱 심해집니다. 다리가 안으로 들어오면 올수록 무릎 관절에 더 힘이 실립니다. 체중이 5kg 늘어날 때마다 무릎에 관절염이 생길 확률은 50%씩 증가합니다. 그럼 튼튼하고 곧은 몸을 유지하기가 더욱 어려워지죠.

반대로 너무 마른 여성의 경우는 골다공증에 걸릴 확률이 높습니다. 지나치게 절제된 식습관으로 인해 칼슘 섭취가 부족할 수도 있습니다. 또한 줄어든 근육량과 연부조직도 뼈의 밀도를 감소시키는 데 한몫 합니다. 그리고 지방세포들이 평균 분비량보다 적게 에스트로겐을 분비하기 때문에 여윈 여성은 배란이 멎고 그 결과 골다공증에 걸릴 위험성이 높아집니다.

그러므로 건강을 위해서는 정상체중 유지와 필요한 영양분을 지속적으로 공급하는 건강한 식습관이 필요합니다. 그렇지 않으면 근육과 뼈의 약화를 막을 수 없습니다.

지나치게 많은 짐

남성은 고작해야 주머니에 지갑을 넣고 서류가방을 들거나 배낭을 매는 것으로 외출준비가 끝납니다. 하지만 여성은 한꺼번에 여러 가지 종류의 짐을 듭니다. 우리 할머니가 스코틀랜드에서 이주해 올 때 가지고 온 짐보다 제가 하루에 들고 다니는 짐이 더 많으니까요. 무거운 핸드백, 서류가방, 장바구니, 기저귀 가방, 접는 유모차는 물론 유모차 안에 탄 아이까지… 이렇게 하루 종일 여성이 드는 짐의 평균 무게는 상당합니다.

무거운 짐을 드는 일은 불균형한 근육에 부담을 더욱 가중시키는 일입니다. 몸의 어느 부분이 이 무거운 짐의 무게를 감당해야 하는지 생각해 보십시오. 질문의 답은 바로 상체입니다. 때문에 여성들에게는 반드시 상체 강화 운동이 필요합니다. 게다가 흔히 사람들이 그렇듯이 가방을 어느 한쪽 어깨에만 매고 다니면 근육 발달의 불균형으로 고생하게 됩니다. 주로 사용하는 근육은 짧아지고 긴장되는 반면 반대쪽 근육은 늘어나거나 약해지기 때문입니다.

코어 프로그램의 근육균형 운동은 근육을 원래 길이로 회복시켜 줄 수 있습니다. 그러면 근육은 스트레스나 부상의 걱정 없이 효과적으로 제 기능을 발휘해 어떤 일이든 망설이지 않고 즉시 할 수 있습니다.

▶여기 여러 사람들의 증언이 있습니다

바르게 몸을 움직이는 것이 치료다

자연치유 능력을 배우는 것은 여러분 자신을 위해서 가장 좋은 일입니다. 저는 코어 프로그램을 실시하면서 놀라운 삶의 변화를 여러 번 지켜볼 수 있었습니다.

36세의 로라는 팔, 손목을 굽힐 수 없었고 손의 통증으로 고생을 했습니다. '손목터널 증후군'이라는 병명을 들은 그녀는 다음과 같이 말했습니다. "컴퓨터 앞에서 하루 종일 일하는 저는 엑스레이 사진도 찍고, 근전도 검사도 받았지만 정확히 어디가 잘못되었는지 알 수가 없었어요. 물론 약도 소용없었고요. 손목 수술이 도움이 될지도 모른다는 얘길 들었지만 그렇게 좋은 생각은 아닌 듯했어요."

제가 검사한 결과, 로라의 문제는 손목이 아니라 목에 있었습니다. 나쁜 자세와 약해진 등 근육 때문에 경추의 신경근이 짧아져 통증이 생긴 경우였습니다. 코어 프로그램으로 목을 치료하자 로라를 괴롭히던 증상은 며칠만에 사라졌습니다.

로즈는 등이 아픈 이유를 침대 매트리스가 낡아서라고 생각했습니다. 그러나 단단한 새 매트리스로 교체한 뒤에도 등은 여전히 아팠습니다. "다니던 헬스클럽에서 상체운동 기구를 이용해 더 열심히 운동했지만 점점 더 심해졌어요. 게다가 무릎과 허리를 굽히는 일뿐만 아니라 발가락을 굽히는 것까지 힘들었습니다. 겨우 34살인데 계속 이렇게 살아야 하나 걱정했어요."

검사 결과 로즈의 넓적다리 뒷부분과 등 아랫부분의 근육이 비정상적으로 짧다는 사실을 알았습니다. 그래서 코어 프로그램을 실시하자 1주도 안 돼서 증상이 훨씬 덜해졌고 2달이 채 못돼서 로즈의 등 통증은 언제 그랬냐는 듯 사라졌습니다.

크리스티는 열정적인 운동 애호가입니다. 하지만 정기검진 때마다 의사에게 무릎이 아프다고 호소했더니 의사는 나이가 41살이나 됐으니 팔팔한 청춘처럼 무릎이 전혀 아프지 않을 수는 없다고 가볍게 말했고 그녀는 화가 났습니다. "나이가 들면서 계속 이렇게 아픈 곳이 점점 늘어간다고 생각하니 너무 무서웠어요. 또 스키를 너무 좋아했기 때문에 더 나이가 들면 스키를 포기해야 한다는 생각에 실망했습니다." 이렇게 말하는 크리스티의 몸을 전체적으로 검사한 뒤 제가 이런 증상은 나이 탓이 아니며 치료할 수 있다고 말하자 크리스티는 매우 기뻐했습니다. 코어 프로그램으로 운동을 시작한 뒤 2달이 지나자 크리스트는 3마일(약 5km) 조깅도 아무 문제없이 할 수 있었습니다. 요즘 그녀는 20대 때보다 훨씬 몸이 좋아졌다고 자랑합니다.

제시카는 겨우 32세로 3살 난 아들을 들다가 허리를 삐었습니다. "좀 지나면 통증이 점점 사라질 거라고 생각했어요. 하지만 가벼운 봉투를 집어 올리는 일도 고통이란 말 외에는 표현할 수가 없을 정도로 아팠어요. 정말 뭔가 잘못되었다고 생각했죠. 가만히 누워 있기도 하고 요가도 해보고 진통제를 잔뜩 삼켜보기도 했지만 아무것도 효과가 없었어요." 제시카는 이렇게 말하면서도 계속 아픈 허리를 두드리고 있었습니다. 저는 제시카에게 배를 깔고 엎드려서 몸을 둥글게 굽히라고 했고 그녀의 얼굴엔 곧 미소가 떠올랐습니다. 이 운동이 등 아랫부분을 스트레칭함으로써 고통을 없애고 눌려 있는 신경의 압박을 덜어주었던 것입니다. 제시카는 집에서도 이 운동을 하여 더욱 효과를 볼 수 있었습니다. 그리고 며칠 만에 고통이 많이 사라졌을 뿐만 아니라 코어 프로그램을 본격적으로 시행할 수 있었습니다. 매일 운동한 지

2달이 지나자 제시카는 등의 근력을 완전히 회복했습니다. 그리고 고통스러웠던 아이 돌보는 일이 지금은 최고의 즐거움으로 변했습니다.

최상의 해결책

코어 프로그램으로 여러분도 로라, 로즈, 크리스티, 제시카처럼 멋진 경험을 하실 수 있습니다. 이는 일시적인 효과가 아니라 평생 동안 지속되는 일입니다. 또한 코어 프로그램은 단순히 기능장애 증상을 없애는 데 그치지 않고 신체에서 균형을 잃은 부분을 고쳐줍니다. 병의 원인을 먼저 밝혀내고 치료를 시작하기 때문이죠.

특별한 코어, 특별한 방법

저는 저 자신의 몸 만들기를 위한 운동, 관찰, 그리고 직접 치료한 경험을 통해서 남성과 다른 여성들의 신체적 문제와 생활방식의 차이가 7군데 신체 부위에 영향을 끼침을 알 수 있었습니다. 저는 이 7군데의 신체 부위를 '핫스팟(문제부위)'이라고 부릅니다. 이 부위는 특별한 주의를 요하는 부분이기도 합니다.

이 '핫스팟'을 차갑게 식혀 다시 뜨거워지는 현상을 없애는 것이 바로 코어 프로그램의 주요 목적입니다. 핫스팟은 아래와 같습니다.

- 목
- 등 윗부분을 포함한 어깨 부위
- 복부
- 허리
- 골반
- 엉덩이
- 무릎, 발목, 발을 포함한 다리

▶자가진단

여러분에게 문제성 핫스팟이 있는지 검사하는 방법은 간단합니다. 다음 페이지부터 나오는 각각의 테스트로 자신의 신체에 불균형이 있는지를 확인해 볼 수 있으니까요. 그런데 검사를 통해 문제가 있다고 밝혀져도 걱정하실 필요는 없습니다. 이 검사의 목적은 신체에 대한 중요한 정보를 발견하는 것뿐입니다. 그리고 한 가지 불균형은 곧 다른 불균형과 연결되어 있다는 것을 기억하시기 바랍니다. 어떤 한 동작이 하기 어려웠다면 다른 동작도 마찬가지로 하기가 어려울 겁니다. 한 가지 예로, 목의 통증은 등과 연관이 있고 무릎의 통증은 엉덩이나 발과 연관이 있습니다.

일단 여러분의 핫스팟이 어딘지 정확히 집어내기만 한다면 여러분은 곧 문제를 해결할 수 있습니다.

왜냐하면 코어 프로그램을 3주간 실시한 후 다시 자가 진단을 해보면 확실한 변화를 확인할 수 있으니까요.

각각의 테스트를 한 다음, 각 항목에 해당하는 결과를 체크하시기 바랍니다.

핫스팟 1번. 목 – 목 돌리기 테스트
우선 앉은 자세에서 똑바로 앞을 바라봅니다. 다음 천천히 턱이 어깨와 일직선을 이룰 때까지 가능한 한 멀리 오른쪽으로 그리고 다음은 왼쪽으로 목을 돌립니다.
세 번째로 윗등을 곧게 편 상태에서 턱 아래가 가슴에 닿게 합니다.
마지막으로, 머리를 다시 들어 얼굴이 천장을 바라보도록 뒤로 당깁니다.

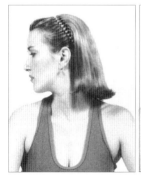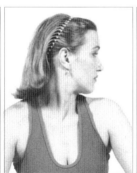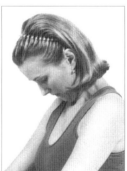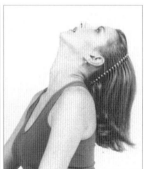

5. 너무 힘들다   4. 꽤 힘들다   3. 힘들다   2. 약간 힘들다   1. 힘들지 않다

어떤 방향으로 목을 돌리거나 어깨를 움직이기가 힘들다면 목, 어깨 부분의 근육이 짧아져 있음을 뜻합니다.

핫스팟 2번. 어깨(윗등) – 어깨 운동성 테스트

먼저 자리에서 일어섭니다. 그리고 왼쪽 팔을 머리 위로 듭니다. 그런 다음 팔을 굽혀 손바닥이 등 위쪽에 닿게 합니다. 최대한 팔을 길게 뻗습니다. 오른쪽 팔을 허리 뒤로 돌려서 오른손으로 등 위의 왼손을 잡습니다. 똑같은 동작을 팔을 바꿔 실시합니다.

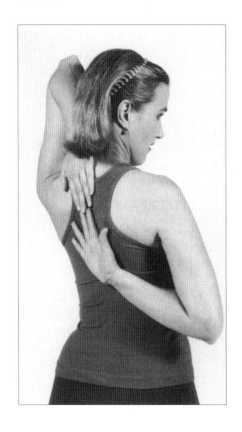

5. 너무 힘들다   4. 꽤 힘들다   3. 힘들다   2. 약간 힘들다   1. 힘들지 않다

이 동작이 불편하다면 어깨 근육이 많이 경직되어 있음을 뜻합니다. 한쪽 팔은 쉬운데 다른 팔은 어렵다면 몸의 오른쪽, 왼쪽 근육의 균형이 어긋나 있다는 뜻입니다.

핫스팟 3번. 복부   복부 근력 테스트

팔을 옆구리에 나란히 붙인 다음 등을 대고 눕습니다. 마치 일어나려는 듯한 자세로 머리, 목, 어깨를 바닥에서 들고 손바닥은 위로 한 채 팔을 올립니다. 이와 동시에 발꿈치를 모은 상태로 다리를 바닥에서 그림과 같이 위로 듭니다. 발가락은 바깥쪽을 향합니다. 이 자세를 30초간 유지합니다.

5. 너무 힘들다   4. 꽤 힘들다   3. 힘들다   2. 약간 힘들다   1. 힘들지 않다

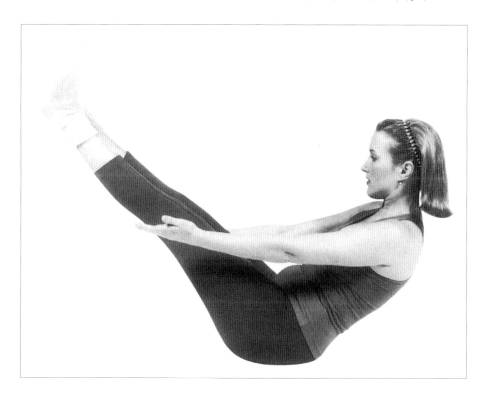

이 자세를 취할 수 없거나 30초간 유지할 수 없다면 복부의 근육과 안쪽 허벅지 및 엉덩이 근육이 튼튼하지 못하다는 뜻입니다.

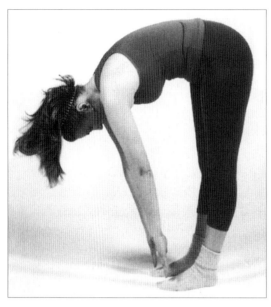

핫스팟 4번. 허리 – 운동성 테스트

① 다리를 어깨 넓이로 벌리고 똑바로 섭니다. 무릎을 굽히지 않고 다리를 편 채 손을 발가락 끝에 가져다 댑니다.

여전히 선 자세로 손바닥을 엉덩이 위에 붙인 채 뒤로 몸을 젖힙니다. 가슴이 천장을 향하게 하고 머리를 힘껏 뒤로 젖힙니다. 처음 자세로 돌아옵니다.

5. 너무 힘들다 4. 꽤 힘들다 3. 힘들다
2. 약간 힘들다 1. 힘들지 않다

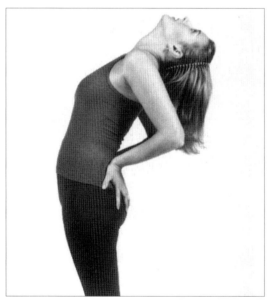

② 팔을 옆구리에 붙인 채 등을 대고 눕습니다. 등을 굽히지 말고 허벅지를 모은 채 왼쪽 다리를 똑바로 하여 몸통을 향해 90도 각도가 될 때까지 끌어올립니다. 이때 오른쪽 다리를 굽히거나 들어서는 안 됩니다. 왼쪽 다리를 내리고 오른쪽 다리를 듭니다.

5. 너무 힘들다 4. 꽤 힘들다 3. 힘들다
2. 약간 힘들다 1. 힘들지 않다

위의 동작들을 할 수 없다면 허리 주위의 근육이 수축된 상태이거나 고관절을 늘리거나 무릎을 구부리도록 도와주는 슬와부 근육 역시 짧아져 있음을 의미합니다. 슬와부 근육은 골반과 척추의 움직임에 영향을 미칩니다. 또한 복부 근육이 강하지 못하면 골반을 충분히 안정시키지 못하기 때문에 다리를 곧게 위로 뻗기가 힘듭니다.

핫스팟 5번. 골반 – 방광 조절 테스트

방광과 요도를 지지하는 근육의 힘을 테스트하기 위해 소변을 보는 도중에 의식적으로 3초간 소변을 참습니다(이 테스트를 운동이라고 생각하고 연습하지 마십시오. 심하게 하면 방광기능에 장애를 가져올 수 있습니다).

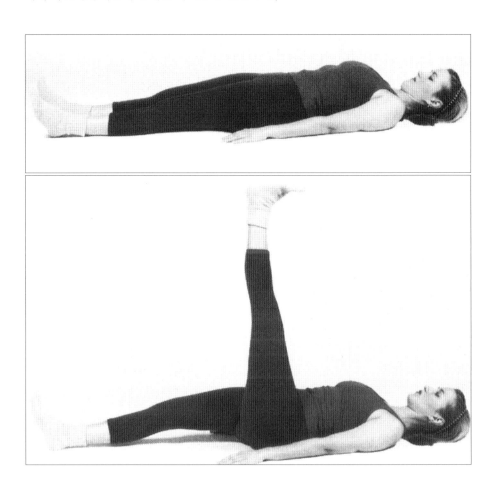

5. 너무 힘들다   4. 꽤 힘들다   3. 힘들다   2. 약간 힘들다   1. 힘들지 않다

만약 이 테스트를 할 수 없다면, 골반 근육이 충분히 튼튼하지 못하다는 뜻입니다(케겔 운동을 하는 분이 있다면 운동방법이 잘못되었을 가능성이 있습니다. 97페이지 참조).

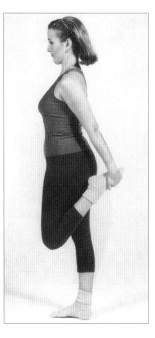

핫스팟 6번. 엉덩이 – 앞쪽 허벅지 테스트

오른발로 균형을 잡고 서서, 왼쪽 다리를 굽혀서 왼발을 왼손으로 붙잡습니다. 발이 엉덩이에 닿을 때까지 등을 구부리지 않고 무릎을 굽힙니다. 균형을 잡기 위해서 오른 팔을 몸 앞으로 뻗습니다. 같은 동작을 오른쪽 다리에도 실시합니다.

5. 너무 힘들다   4. 꽤 힘들다   3. 힘들다   2. 약간 힘들다
1. 힘들지 않다

한쪽 다리 혹은 양쪽 다리를 모두 구부리기 힘들다면 다리를 움직일 때 골반을 안정시켜 주는 양쪽 고관절 굴곡근과 대퇴부 근육이 경직되어 있다는 뜻입니다.

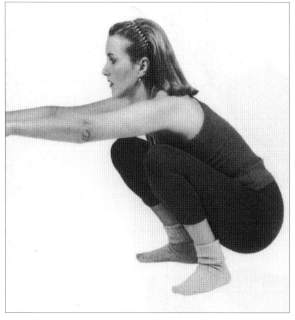

핫스팟 7번. 다리 – 쪼그려 앉기 테스트

발을 어깨 넓이로 벌린 채 섭니다. 발꿈치를 바닥에 붙인 채 엉덩이가 발에 닿은 상태가 되도록 쪼그려 앉습니다. 이때 발끝이 안쪽을 향하지 않도록 합니다. 무릎 관절은 두 번째 발가락과 일직선상에 놓이게 합니다. 팔을 몸 앞으로 뻗습니다.

5. 너무 힘들다   4. 꽤 힘들다   3. 힘들다
2. 약간 힘들다   1. 힘들지 않다

이 동작을 쉽게 할 수 없다면 발목이 경직되었거나 고관절의 유연성이 저하되었거나 슬굴근이 단축되었을 수 있다는 것을 뜻합니다.

자, 이제 마지막 테스트입니다(53페이지 아래쪽 상자 참고). 균형감각 테스트는 다리 전체 근육의 힘에 대한 검사입니다. 이 테스트는 문제가 있는 핫스팟을 찾아내는 테스트가 아니라 모든 동작에서 균형을 제대로 잡는 일이 중요함을 알려주는 테스트입니다. 강한 코어 근육은 골반을 안정시켜 균형을 잡는 능력에 지대한 역할을 합니다.

어떻게 하는가?

모든 테스트를 문제없이 해냈습니까? 만약 그렇다면 아주 극소수에 해당하는 경우라고 할 수 있습니다. 프로 운동선수들조차도 자가진단 테스트를 하면 일부 근육의 유연성이나 근력이 종종 떨어지는 경우가 있습니다. 사실, 코어 프로그램을 하지 않아도 되는 사람은 없다고 생각합니다. 코어 프로그램의 모든 운동은 문제를 일으키는 핫스팟 부위의 균형유지와 근력을 기르기 위해 고안된 것입니다. 이미 튼튼한 코어를 지닌 사람이라도 코어 프로그램을 통해 튼튼한 체력 및 균형을 유지할 수 있습니다.

균형감각 체크하기

먼저 자리를 표시하기 위해 종이 한 장을 바닥에 내려놓습니다. 한쪽 발로 종이 위에서 서서 제자리 뛰기를 10회 반복합니다. 뛸 때는 발바닥 안쪽의 볼록한 부분이 땅에 닿게 합니다. 발을 바꿔 반복합니다.
이 테스트를 마치기가 어렵거나 종이에서 발이 벗어난다면 균형 감각이 부족하다는 증거입니다. 균형을 유지하는 데는 복부와 다리 전체의 힘뿐만 아니라 발과 발목의 힘도 필요합니다. 또한 동작을 취할 때 반대쪽의 힘을 빼야 할 근육을 서서히 늘려주는 능력, 즉 운동조절 능력이 있어야 균형을 유지할 수 있습니다.

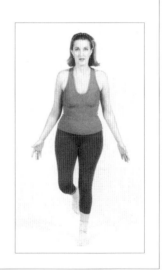

제3장 코어를 찾아서

다른 여성을 돕기 전에 저는 제 자신에 대해서 먼저 배워야만 했습니다. 저의 몸이 어떻게 작용하는지를 발견하는 일이 제 인생의 꿈을 이루기 위한 첫걸음이었고 그 꿈을 발견하기 위한 여행은 매우 일찍 시작되었습니다. 물론 지금도 그 꿈을 이루기 위해 계속 노력 중입니다.

첫 번째 느낌

왜 의사가 아니라 물리치료사가 되었냐고 환자들이 물으면 저는 손으로 하는 이 일을 사랑하기 때문이라고 말합니다. 그리고 저의 할머니가 제게 깊이 끼친 영향에 대해서도 말합니다.

제가 7살쯤 되었을 때 당뇨병으로 두 다리를 잃으신 할머니는 양로원에서 생활하고 계셨습니다. 자주 할머니를 찾아뵙곤 했는데 그때마다 할머니는 계속되는 당뇨 증상과 비대해진 몸무게 때문에 점점 쇠약해지셨고 돌아가시던 마지막 해를 그렇게 휠체어에서 보내셔야만 했습니다. 할머니 말고도 양로원의 노인들은 숟가락을 들지도 못할 정도로 너무나 쇠약했고 모두들 소변용 카테타를 꽂고 있었습니다. 그곳을 떠날 때마다 전 어머니에게 물어봤습니다.

"이건 너무해요. 사람들이 왜 이렇게 죽어야 하죠?"

"나도 모르겠다. 하지만 이것이 어쩔 수 없는 일이라는 걸 할머니도 알고 계시는 듯 하구나." 어머니는 슬픈 얼굴로 대답했습니다.

그러나 전 그 대답을 받아들일 수가 없었습니다. 어린 마음에도 '이게 아닌데' 싶었고 어쩔 수 없는 일이 아니라 피할 수 있는 일이란 생각이 어렴풋이 들었습니다.

건강에 닥친 위기

고등학교를 다닐 때까지 전 뉴저지에 사는 아이들과 다를 것 없는 평범한 아이였습니다. 자전거로 등교하고 친구들과 놀러 다니는 등, 보통 도시 근교에서 흔히 볼 수 있는 평범한 가정에서 자랐으니까요.

그러나 당시 제 또래 누구에게나 찾아오는 사춘기를 겪고 있던 제게 사춘기와는 또 다른 문제가 발생했습니다. 어느 날부턴가 갑자기 저는 손이 떨리고 눈이 튀어나오기 시작했습니다. 그리고 이상하게 식욕이 당겼지만 체중은 오히려 줄어들고 피부에는 습진이 생겨 피부표면이 건조해지면서 벗겨지는 증상이 나타났습니다. 학교에서 집중력이 떨어졌음은 물론입니다.

그러던 어느 날 아침, 잠에서 깨어 일어나 보니 목이 심하게 부어 있었습니다. 어머니는 즉시 소아과 의사인 가족 주치의를 불렀고 의사는 내분비선 관련 응급조치가 필요하다면서 제 갑상선 기능이 위험할 정도로 항진되어 있다고 했습니다. 또 혈압은 너무 높아서 발작이나 심장마비가 올 정도라고 했습니다.

저를 진찰한 그 전문의는 그레이브씨 병이라고도 알려져 있는 갑상선기능항진증이라는 진단을 내렸습니다. 갑상선의 기능이 지나치게 활발해져서 타이록신 호르몬이 과다 분비되고, 이 때문에 몸이 장애를 일으킨다는 얘기였습니다. 갑상선에서 분비되는 타이록신은 신체 내의 모든 전기, 화학 반응과 연관이 있는데 신체의 대사를 조절하는 중요한 역할을 하는 호르몬입니다. 의사는 제 갑상선에 이상이 생겨 몸이 마른 것이라고 알려 주었습니다. 보통 갑상선 기능장애가 있는 사람들은 체중이 많이 늘거나 반대로 줄어든다고 합니다.

의사는 약을 처방해 주긴 했지만 삶을 건강하게 사는 방법은 제시하지 못했습니다. 의사가 처방해 준 약을 2년 동안 복용하면서 증상은 호전되는 듯했지만 근본적인 치료법은 아니었으니까요. 그리고 얼마 뒤, 이제 남은 방법은 하나라며 의사가 제안한 방법은 저를 정말 놀라게 했습니다. 수술로 갑상선을 제거해야 한다는 말이었습니다. 갑상선을 제거한다고 해서 문제가 모두 해결되지는 않습니다. 남은 일생 동안 갑상선 호르몬 대체 알약을 항상 복용해야 하기 때문입니다. 나쁜 소식은 그것이 다가 아니었습니다. 불임이나 우울증, 비만 같은 합병증이 수술 후 발병할 수 있다고 의사는 충고했습니다.

저는 정말 화가 머리끝까지 났습니다. 겨우 15살인 제가 감당해야 할 문제는 너무나 컸고, 게다가 앞으로 벌어질 일들에 대한 준비가 전혀 되어 있지 않았기 때문입니다. 갑상선 기능을 떨어뜨리기 위해 복용한 약은 신체 대사도 떨어뜨려서 몸무게가 20kg이나 늘어났습니다. 몸무게가 늘어나자 움직이기가 불편했을 뿐만 아니라 같은 반 아이들의 놀림감이 되어 버렸습니다. 이 상태에서 더 뚱뚱해진 저의 모습은 정말 상상하기도 싫었습니다. 더군다나 목 부분에 수술을 해서 흉터가 남는 것은 더욱 싫었습니다. 그렇지 않아도 병으로 인한 신체적 이상이 창피했던 저에게 그건 정말 절망적인 일이었습니다. 전 의사가 추천한 수술을 받지 않겠다고 굳게 마음먹었습니다.

다행히도 어머니는 항상 다른 방법을 찾는 저에게 언제나 열린 자세를 보여주셨고 그때도 마찬가지셨습니다.

첫 번째 대안

어머니는 근처 의학연구소에서 메가비타민[1]을 처방하여 갑상선 이상을 교정하는 치료에 대한 연구를 하고 있는 의사를 찾아냈습니다. 저는 이 실험에 참가해도 좋다는 허가를 받고 매일 24알씩 복용해야 할 비타민을 1년 반 분량이나 받았습니다.

치료는 효과를 발휘했지만 아직 십대였던 저는 그렇게 많은 알약을 먹어야 하는 사실에 화가 났습니다. 비타민을 복용한 지 6개월이 지나자 갑상선 검사에서 정상이란 결과가 나왔고 전 약을 그만 먹겠다고 결심했습니다. 의사는 앞으로 비타민을 12개월만 더 먹으면 갑상선 기능이 원래대로 돌아와 더 이상 복용하지 않아도 된다고 했지만 전 의사의 말을 무시했습니다.

전 아직 젊고, 예전처럼 다시 건강이 좋아졌다고 느꼈습니다. 저의 몸이 새로 되찾은 이 활력을 계속 유지할 수 있다고 믿었습니다. '왜 약을 계속 먹어야 하지?' 전

---

1) 영양 평형을 위해서 추천된 양을 훨씬 초과하는 비타민 용량

제가 다 나았다고 확신했습니다.

　그러나 제 생각은 틀렸습니다. 6주가 되기도 전에 갑상선에 다시 문제가 생겼습니다. 이번에는 뭘 어찌해야 할지 너무 난감했습니다.

새로운 방법

　다시 한 번 어머니는 저를 도와서 문제를 해결할 방법을 찾았습니다. 어머니는 대체의학의에게 저를 데려갔습니다. 어머니는 '마가반두'라는 이름의 이 치료사를 믿었습니다. 왜냐하면 그가 한 지압과 치료 마사지, 그리고 식이요법으로 어머니의 친한 친구분 한 명이 심하게 앓던 소화장애를 완치했기 때문이었습니다.

　"목에 에너지가 막혀 내분비계에 불균형이 일어났습니다." 그는 이렇게 말했습니다. "에너지를 동양의학에서는 '기'라고 합니다. 이 기를 다시 흐르게 해서 몸이 원래의 균형을 이룬 상태로 돌아오게 해야 합니다."

　마가반두의 말을 들으면서 전 뭔가 새로운 희망을 느꼈습니다. 처음으로 누군가가 내게 자연스럽게 건강을 되찾을 수 있다는 희망을 주었던 것입니다. 약 처방이나 수술, 비타민을 잔뜩 복용하는 등의 인위적인 방법이 아니고도 건강을 되찾을 수 있다는 희망 말입니다.

　그때부터 저는 마가반두의 방식대로 자가치유 능력을 키우는 방법을 배웠습니다. 몸이 균형을 되찾도록 하는 치료를 통해 마가반두는 제게 건강의 법칙을 가르쳤습니다. 특히 식생활 개선 방법과 적절한 수면, 운동, 휴식을 취하는 방법을 알려 주었습니다.

대안의 효과

　다음 한 해 동안, 전 매주 마가반두를 찾아갔습니다. 그리고 어머니는 제가 정기적으로 갑상선 검사를 받도록 했습니다. 그 해가 끝나갈 때쯤 되자 갑상선 수치는 완전히 정상으로 돌아왔습니다.

저는 겉모습도 훨씬 좋아졌을 뿐만 아니라 기분도 최고였습니다. 마가반두가 제게 건강을 유지하게 하는 도구를 준 것입니다. 비타민 치료를 받으면서 느꼈던 실험용 새끼돼지가 된 듯한 기분은 사라졌고 대신 제 몸을 스스로 조절할 수 있다는 자신감이 생겼습니다. 해서는 안 되는 일을 하거나 먹어서는 안 될 음식을 먹었을 때 느꼈던 좋지 않은 기분도 없어졌습니다. 이 일은 즉각적이고 명확한, 원인과 결과가 있는 환상적인 교훈이었습니다.

마가반두는 제게 어떤 영감을 주었습니다. 마침내 전 그의 학생이 되어 마사지 치료법, 요가, 명상을 배우러 그가 일하는 사무실을 정기적으로 찾아가게 되었습니다. 마가반두 곁에서 일하면서 전 마가반두가 주류의학의 의사들이 치료하기를 포기한 환자들에게 도움을 주는 광경을 자세히 지켜보았습니다. 저는 그를 도와 만성 고초열에서 오는 알레르기로 고생하는 사람들을 치유했고 학생들의 주의력 결핍장애, 직장인들이 흔히 않는 근골격 질환을 치료했습니다.

집중 훈련을 1년 이상 받은 뒤, 저는 정식 마사지 치료사가 되었습니다. 그리고 얼마 지나지 않아 여성들을 돕는 이 일을 시작했습니다. 안마하는 동안 환자들의 말에 귀를 기울이다 보니 불편을 호소하는 신체부위가 주로 등, 뻣뻣한 무릎, 잘 돌아가지 않는 목이란 사실을 알 수 있었습니다. 나이가 많지 않은 30대 이하의 환자들도 대부분 같은 증상을 호소했습니다. 그리고 상당수의 여성들이 몸이 좋지 않다고 느끼고 있지만 그냥 어쩔 수 없는 일이라며 체념하고 있었습니다.

이런 말들이 제게 큰 인상을 남겼고 저는 치료방법에 대해 나와 있는 자료를 모두 찾아 읽기 시작했습니다.

나만의 답을 찾아서

전 오랫동안 의과대학 진학을 꿈꿔왔습니다. 하지만 서양 전통의학과 대체의학의들이 신체적 문제에 대해 접근하는 방법에 차이가 있다는 것을 알고 마음을 바꿨습니다.

인명을 구하는 의사라는 직업도 높이 평가하지만 나만이 할 수 있는 특별한 영역이 꼭 전통의학에만 국한되지는 않는다고 굳게 믿었습니다. 제 경험에 의하면 서양의학은 신체 전부를 생각하기보다 증상 치료에만 집중하고 문제의 핵심에는 다가가지 못하는 면이 있었습니다. 그리고 서양의학이 제공하는 치료방법은 외부로부터의 방법, 예를 들면 과격한 외과 수술이나 비타민 복용 같은 방법이 많았습니다. 이중 어떤 방법도 몸이 스스로를 치료하는 힘을 길러주지는 못했습니다. 제가 배우고 싶은 방법은 바로 스스로 몸을 치료하는 방법이었습니다.

한편 몸의 내부에서 일어나는 현상을 배우면 배울수록, 서양의학도 제가 배워야 할 부분이라는 생각이 들었습니다. 마사지 치료법은 병리학을 포함하지 않아, 문제가 있는 구체적인 신체 부위를 정확하게 표현하는 방법을 배울 수가 없었습니다. 저는 몸이 최상의 상태를 유지하는 방법과 질병을 퇴치하는 방법을 사람들에게 알려 주고 싶었습니다. 그리고 이를 위해서는 과학에 근거한 임상 훈련이 필요했습니다.

그러나 전 전통의학과 대체의학이 서로 조화를 이루며 만나는 영역이 어딘지 몰랐습니다. 그때 마가반두가 제게 다시 한 번 도움이 되어 주었습니다. 그는 물리치료가 의학과학 영역에도 포함되며, 또한 제대로 활용하면 신체가 스스로를 치료하는 능력을 개발하게 만들 수 있다고 지적했습니다.

물리치료 방법

물리치료의 가장 매력적인 측면은 그것이 효과를 발휘하는 범위가 굉장히 넓다는 점입니다. 근골격계의 손상, 스포츠 관련 부상, 뇌 외상, 여성 건강 문제, 척추 재활 그리고 심폐 질환 환자까지 모두 물리치료로 효과를 볼 수 있습니다. 또한 물리치료는 환자의 전체적인 상태에 상관없이 몸 동작뿐만 아니라 기분까지도 향상시킵니다. 물리치료 분야로는 인체해부학, 생리학, 병리학, 물리학, 생화학, 운동 재교육, 운동조절 이론 등이 있습니다.

물리치료를 받는 모든 환자는 근골격계 증상을 치료받을 뿐만 아니라 더불어 기능장애의 근본원인을 교정받습니다. 물리치료사들은 자세 불균형, 근육 위약, 비정상적인 관절운동에서 오는 문제와 더 큰 손상으로 발전될 가능성이 있는 부분을 가려내고 치료합니다. 물리치료는 예방 측면에서도 매우 중요합니다. 환자가 부상을 입었을 경우 근력을 강화시키고 몸의 균형을 잡아줌으로써 바르게 움직이는 법을 가르쳐 주는데, 이는 사고의 재발을 막을 수 있습니다.

물리치료를 공부하면서 전 스스로의 몸에 대해서 많은 지식을 얻을 수 있었고 이는 제게 놀라움을 안겨주었습니다. 어릴 때부터 저는 배를 깔고 누울 때마다 등이 아팠지만 이를 당연하게 생각했습니다. 그리고 아침에 일어난 직후에는 몸을 제대로 움직일 수가 없었습니다. 그런데 이런 증상은 물리치료를 받으니 저절로 치료되었습니다. 또한 경추와 요추의 추간판 탈출증도 없어졌고 대학시절에 작은 차 사고를 2번이나 당해서 입은 목의 편타성 손상도 어떻게 치료해야 하는지 방법을 찾을 수 있었습니다.

아이러니한 일이지만, 심지어는 제 물리치료 사무실의 불편한 의자에 앉아 있느라 생긴 증상을 치료하는 데도 물리치료로 쌓은 지식을 사용한 적이 있습니다. 23살 무렵 저는, 저를 찾아오는 환자들과 마찬가지로 항상 목과 허리 부분이 아파서 고생을 했지만 지금은 어떻게 해야 이런 증상을 없앨 수 있는지 잘 알게 됐습니다.

제가 물리치료사로 처음 일한 곳은 뉴저지의 존 F. 케네디 메디컬 센터였습니다. 원래 정형외과와 만성통증 클리닉의 외래환자들을 담당했던 저는 그곳에서 몸을 바르게 움직이게 하는 운동을 실시하여 많은 환자들을 회복시켰습니다. 두 번째로 제가 일한 곳은 종양학과, 소아과를 모두 포함한 응급치료소로, 수술 후 처치를 담당했습니다. 이곳에서 저는 물리치료를 통해 특정한 부위의 근육 운동을 받은 환자들의 병이 얼마나 빨리 개선되는지를 알게 되었습니다. 마지막으로 일한 뇌외상 병동의 물리치료실에서는 머리에 심한 부상을 당한 환자들을 치료했습니다. 전 이곳에서 신체의 치료능력이 적절한 자극과 운동 촉진을 통해 놀라울 정도로 강화된다는 사실을 확실히 깨닫게 되었죠.

치료의 핵심, 코어

개인 물리치료사로 개업한 얼마 후, 전 여성의 근골격 문제에 집중하기로 결심했습니다. 여성 환자들의 생활습관에 대해 들으면서 전 어떤 행동들이 신체에 어떻게 영향을 끼치는가와 동시에 여성의 신체 구조가 근골격 구조에 미치는 영향에 대한 것들을 배웠습니다. 그리고 유방절제 수술을 받은 환자의 약화된 근육강화 치료부터 사수하지만 하루 종일 컴퓨터 앞에 앉아 있는 여성들이 불편함을 덜어주는 일까지 거의 모든 치료법을 알 수 있었습니다.

부상을 입은 환자를 치료할 때마다 전 환자들에게 3가지 운동을 하도록 지시합니다. 그런 다음 어떻게 되는지를 지켜보고 그 후 필요한 운동을 더 추가하거나 아니면 제외하기도 합니다. 그리고 환자가 운동하는 모습을 지켜보면서 어떤 효과가 있었는지 의학적으로 정확히 기록했고 코어가 제대로 움직일 때마다 몸은 스스로를 치료한다는 사실을 저는 계속해서 깨달아 갔습니다. 코어 프로그램은 정말 확실한 성과를 두 눈으로 직접 확인시켜 주었습니다.

몇 년 동안의 경험으로 전 제 일의 목적이 다른 사람들의 힘을 돋워주는 일임을 알았습니다. 저는 환자들에게 생활의 질을 회복시키고 병과 노화에 대한 저항력을 길러주는 운동을 권했습니다. 그러자 건강을 꿈꾸는 일이 현실로 이루어졌습니다. 마침내 전 제 인생의 핵심, 코어를 찾았습니다!

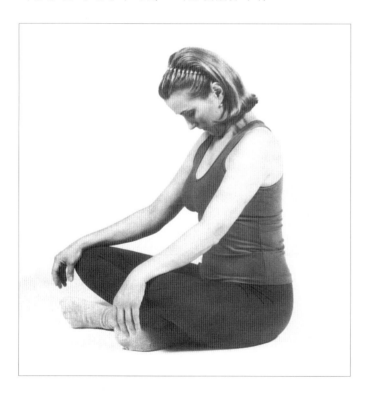

제4장 중력과 어울린다

중력 : 언제나 함께 있는 힘

여성 환자들에게 중력이 본인에게 어떤 영향을 끼치느냐는 질문을 하면 대부분이 양미간에 주름살을 지으면서 곧장 처진 가슴이나 엉덩이를 손가락으로 가리킵니다. 또는 손을 얼굴에 대고 볼을 잡아당겨 위로 끌어올리는 시늉을 하는 분도 있습니다.

하지만 우리는 중력을 적으로 보지 말고 놀라운 힘인 중력과 사람과의 관계가 제대로 돌아가도록 재확립해야 합니다. 이때 중력은 가장 좋은 협력자가 될 수 있습니다. 왜냐하면 중력에 저항해서 어떻게 몸을 지지하느냐에 따라 힘을 기르고 골다공증을 예방할 수 있기 때문입니다. 그리고 중력과 조화를 이룬 좋은 자세는 호흡을 증대시키고 숨을 좀 더 깊이 쉬게 함으로써 피로를 줄여줍니다.

이렇듯 지구가 끌어당기는 힘을 본래대로만 사용한다면 많은 효과를 얻을 수 있습니다. 최상의 기분도 느낄 수 있습니다.

그러나 만약 우리의 몸과 중력 사이에 문제가 있다면, 바로 아래와 같은 적색 신호가 금방 나타날 겁니다.

적색 신호

중력과의 관계가 잘못되어 있음을 알려주는 증상들은 매우 많습니다. 아래와 같은 증상이 나타나는지 스스로 체크하시기 바랍니다.

- 아침에 몸이 개운치 않다.
- 잠에서 깨기 힘들다.
- 뒤꿈치에 통증이 있다.
- 물건을 들 때 아프거나 부담이 된다.
- 전체적으로 몸이 욱신거린다.
- 관절이 뻣뻣하다.
- 잠을 아무리 오래 자도 피로감을 느낀다.

제 경험상 이런 증상이 생기는 이유는 올바르지 못한 자세입니다. 즉 중력에 대해 가장 효율적인 자세를 취하지 못했기 때문입니다. 걷거나 서거나, 움직일 때 근육이 균형을 잡고 관절은 제자리를 잡아야만 신체가 아래로 잡아당기려는 중력과 같은 강도로 힘을 발휘할 수 있습니다. 그리고 코어가 강하고 똑바로 서 있어야 이런 균형과 바른 자세를 얻게 됩니다.

똑바로 앉으면 튼튼해진다

똑바로 앉는 자세만으로 최고의 힘을 얻을 수 있다는 점을 증명하는 자가 진단법이 있습니다.

의자에 비스듬히 앉아서 새끼손가락은 아래로, 엄지는 위로 한 채 오른손을 책상 위에 직각으로 세워 올립니다. 그리고 책상쪽으로 엄지가 끌려가는 듯한 힘에 저항해서 엄지에 지긋이 힘을 주어 봅시다. 어떻습니까?

이번에는 허리가 의자에 깊숙이 닿도록 똑바로 앉은 자세로 같은 동작을 취합니다. 어떻습니까?

똑바로 앉을 경우에는 손가락이 최대 신경발화(nerve firing)를 받기 때문에 근육도 최대한의 힘을 발휘합니다. 반대로 등을 굽히고 앉으면 신경충동의 전달이 제대로 일어나지 못하므로 힘을 제대로 낼 수가 없습니다. 허리를 꼿꼿이 펴고 앉아야 튼튼해진다는 점을 기억하기 바랍니다.

피곤함을 느끼는 이유

8시간 수면을 취하고 영양가 있는 식사를 하는데도 여전히 낮에 피곤함을 느낀다면 원인은 자세에 있을 수 있습니다.

일을 하면서 바른 자세를 취하지 못하면 일을 마치는 데 더 큰 힘이 들어갑니다. 힘이 많이 들기 때문에 그만큼 피곤함도 더 많이 느끼게 되는 것이죠. 근육도 마찬가지입니다. 근육이 정상적으로 움직이지 못하면 중력에 대한 저항을 그만큼 더 받기 때문에 근육이 쉽게 피로해집니다.

한 가지 예를 들어보겠습니다. 대부분의 사람들이 그렇듯이 매일 몇 시간씩 컴퓨터 앞에 앉아 있다 보면 자연히 등이 굽기 마련입니다. 이런 자세는 가슴의 흉근을 수축시킵니다. 짧아진 흉근은 근육에 산소와 영양분을 전달하는 혈관과 전기충동을 전달하는 신경을 압박합니다. 동시에 등에 있는 근육은 늘어나면서 약해집니다.

중력이 계속해서 몸을 잡아당기고 흉근의 수축을 진행시키게 되면 근육들에 의해 지지되고 제자리를 잡고 있던 관절이 정상적인 정렬상태를 벗어나게 됩니다. 따라서 자세를 똑바로 유지하는 일은 점점 더 어려워지고 피곤함을 느끼게 됩니다.

이 외에도 다른 영향이 있습니다. 제대로 된 바른 자세를 유지하지 못하면 다른 중요한 신체기관의 작용이 방해를 받습니다. 굽은 자세는 몸통을 압박하고 연동작용을 제한합니다. 연동작용은 마치 파도처럼 근육이 움직이면서 장에 있는 음식물을 흡수하고 배설을 돕는 작용입니다. 굽은 자세는 또한 폐의 움직임을 방해하고 호흡과 소화를 저해합니다. 가슴이 아래로 휘면 호흡은 가빠지고 머리는 앞쪽으로 기울어지기 때문에 두뇌로 가는 혈액순환이 영향을 받게 되면서 두뇌활동이 둔해져 정신활동도 방해를 받습니다.

실제로 여러분은 깨닫지 못할 수도 있지만, 사람의 머리는 약 5~6kg으로 볼링공과 비슷한 무게입니다. 머리가 중심위치에 있지 않다면 머리를 받치고 있는 목이 휘게 됨은 당연한 이치입니다. 그리고 압박된 목 디스크는 목 아래, 팔, 손부분에 있는 신경세포에서 보내는 신경전달을 방해합니다. 그러면 두통이 생기며 턱과 어깨에 긴장이 생기는 등, 전체적으로 몸이 불편해지는 것입니다(제5장의 85~87페이지 목 부위의 '핫스팟' 문제점 참조).

중력을 이용하라

코어 프로그램은 끌어당기려는 중력에 대항해, 신체의 핵심부분인 코어의 힘을 바깥으로 끌어냅니다. 코어 운동을 통해 중력의 힘과 여러분 사이에는 긍정적인 관계가 정립될 것입니다.

코어 운동은 앉거나 서고, 걷기 위해서 근육을 움직이게 되는 신경학적인 발달에 그 기본을 둡니다.

갓난아기가 하는 행동을 생각해 볼까요? 아기는 엎드려 누운 상태에서 맨 처음 머리를 드는 법을 배우고 그 다음에는 옆으로 고개를 돌리는 법을 배웁니다. 그리고 머리를 충분히 들 수 있을 만한 힘이 생기면 몸통을 굽히기 시작하는데 그러면 엎드려 있던 바닥에서 몸을 떼고 가슴과 발도 바닥에서 몇 cm가량 올릴 수 있습니다. 이런 식으로 중력에 대항해서 몸을 움직이다 보면 보통 6개월이 지난 아이들은 스스로 앉을 수 있는 힘을 기를 수 있습니다. 코어 프로그램 매 단계마다 포함된 버터플라이라는 운동은 같은 원리로 등과 배 근육을 강화하여 안정적으로 몸을 유지하게 해줍니다. 이 과정을 통해 여러분은 전체 척추를 강화할 수 있습니다.

올바른 관절

아침에 일어나 몸이 뻣뻣하고 아프다면 이는 근육이 긴장되어 관절이 어긋나 있기 때문입니다. 어깨가 긴장되어 있다면 긴장을 완화시키는 편한 자세로 잠을 잘 수가 없고 이 자세가 계속 유지되다 보면 어깨 근육은 계속 수축되어 관절도 압박을 받게 됩니다. 그래서 잠에서 깼을 때 어깨가 뻐근한 것입니다. 이를 해소하는 방법은 잠자기 전에 코어 프로그램의 첫 번째 운동인 헤드 투 토우(머리에서 발끝까지) 예비운동을 하는 것입니다. 이 운동은 근육의 긴장을 풀어주어 몸이 중심 자세를 잡을 수 있도록 돕습니다. 그러면 편안한 기분을 느끼면서 통증 없이 아침에 눈을 뜰 수 있습니다.

길고 튼튼하게

"저는 항상 제 가슴이 크다고 의식하고 있었기 때문에 늘 몸을 앞으로 굽히고 다녔죠." 29살의 스테파니는 항상 피곤함을 느낀다면서 이렇게 털어놓았습니다. "그런데 코어 프로그램을 하면서 곧 등이 펴져 서거나 앉을 때 훨씬 편해졌고 자세도 꼿꼿해졌습니다. 뿐만 아니라 전과는 달리 항상 기운이 넘칩니다."

코어 프로그램은 몸 전체를 받쳐주는 몸통의 전, 후 근육을 강화함으로써 더 오랜 시간 서있거나 앉아 있을 수 있도록 도와주고 관절의 손상이나 연부조직의 손상을 최소화합니다. 몸의 자세를 바르게 하면 신체의 모든 관절이 정상적인 위치로 돌아오고 관절의 위치가 올바르게 되면 근육과 그 내부에 있는 신경이 최대효율로 일할 수 있기 때문에 더욱 많은 힘이 생깁니다.

강한 코어 근육은 바로 이런 바른 자세를 항상 유지할 수 있게 합니다. 앉아 있거나 일어서거나, 서 있거나 걸을 때나, 쪼그려 앉거나 심지어 잠을 잘 때 무의식적으로 어떤 행동을 하더라도 튼튼한 코어 근육은 항상 관절이 효율적으로 작동하도록 만들어줍니다.

다음은 코어 프로그램을 시작하기 전이라도 앉거나 물건을 들 때, 그리고 잠을 잘 때의 바른 자세를 연습할 수 있는 방법들입니다.

편안하게 앉는 자세

많은 여성들이 하루 중 많은 시간을 앉아서 보냅니다. 그렇기 때문에 더욱 편안하고 바른 자세를 가져야 합니다.

- 팔걸이, 등받이가 있는 적당한 높이의, 인체공학적으로 설계된 의자를 사용합니다. 상체는 똑바로 서거나 약간 앞으로 향해 있어야 하고 작은 베개나 둥글게 만 수건을 이용해 아랫등을 받쳐줍니다(일할 때나 쉴 때, 그리고 집에서도 마찬가지로 자세를 유지해야 합니다).

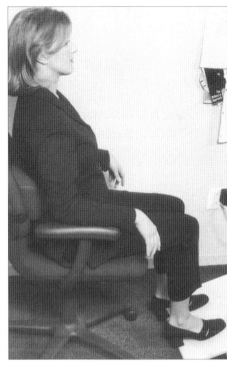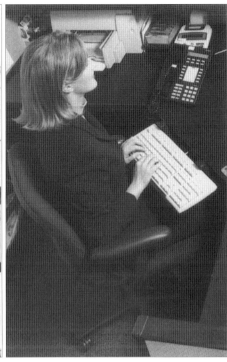

허리에 둥근 방석을 대어 아랫등을 받쳐줍니다(둥글게 만 수건을 이용해도 좋습니다).

- 어깨와 등을 곧게 폅니다.
- 팔꿈치는 옆구리와 가까이 있어야 하고 90도 각도로 구부린 상태를 유지합니다. 그리고 팔꿈치를 몸 앞쪽으로 향하지 않도록 주의합니다(절대로 팔꿈치를 책상의 날카로운 모서리 위에 올려놓지 않습니다. 예민한 피부천층의 신경을 압박해서 손상을 입을 수 있습니다).
- 무릎은 엉덩이와 같거나 또는 약간 낮은 위치에 있어야 합니다.
- 발은 평평한 바닥 위에 올려놓거나 무릎 쪽으로 약간 기울어진 발받침대를 사용합니다(특히 발꿈치가 약한 사람이 사용할 경우 좋습니다).
- 컴퓨터 모니터를 팔 길이와 눈높이에 맞춥니다. 오른손잡이는 전화기를 책상 왼편 가까운 곳에 놓고 마우스는 오른쪽에 놓습니다(왼손잡이의 경우는 반대로 합니다). 헤드폰을 사용해도 좋은 방법입니다. 실용적인 헤드폰을 착용하면 전화기를 어깨와 귀 사이에 끼고 통화해서 생기는 목의 부담이 사라집니다.
- 머리를 꼿꼿이 세우거나 턱을 약간 아래로 당깁니다. 읽을거리는 항상 눈높이에

맞춰서 타자를 칠 때 고개를 이리저리 움직여야 하는 일이 없도록 합니다. 컴퓨터 모니터 옆에 부착하는 서류걸이처럼 적당한 눈높이에 서류를 고정시킬 수 있게 고안한 사무용품을 사용하면 좋습니다.

- 일하는 동안에는 손목을 약간 위로 들어올린 상태로 두어 편안하게 합니다. 이렇게 하면 뼈와 힘줄 사이의 신경이 받는 압박을 막아서 손목 터널 증후군을 예방할 수 있습니다.
- 자세를 자주 바꿉니다. 의자와 책상을 알맞게 조절했어도 최소 한 시간마다 한 번씩 자주 자세를 바꿔줌으로써 근육의 피로를 막아주고 척추의 혈액순환을 도울 수 있습니다.
- 일어날 때는 의자 끝으로 약간 몸을 옮기고 엉덩이를 중심축으로 삼아 다리 근육을 사용해 일어납니다.

"책상 앞에서 일할 때 등을 구부린 자세가 좀 더 편해요. 하지만 등하고 목 양옆이 항상 뻣뻣하게 굳은 상태가 되죠." 34세의 일레인이 털어놓는 말입니다. "그런데 코어 프로그램을 하고 나서는 오랜 시간 일한 뒤에도 자리에서 가뿐하게 일어날 수 있게 되었어요. 목의 통증도 물론 사라졌고요."

일레인은 구부정하게 굽은 등 자세를 바로잡기 위해서 몸통을 강화할 필요가 있었습니다. 전체 복부근육 운동과 함께 등과 둔부근육 운동도 실시하자 그녀는 바른 자세로 앉을 수 있었고 짜증스럽던 목의 통증도 제거할 수 있었죠.

숙면을 취하는 방법

잠을 자는 시간은 바로 신체가 스스로를 회복시키는 시간이기도 합니다. 잠자는 동안 편안함을 증대시키고 취약한 근육에 부담을 덜어줌으로써 신체의 자가회복 기능을 최대화할 수 있죠. 한 가지 예를 들어볼까요? 엎드려서 잠을 자는 분이 없길 바랍니다. 배를 깔고 잠을 자게 되면 아랫등이 내려앉기 때문에 등이 받는 압박이 더욱 커집니다. 또한 목에도 좋지 않은 영향을 끼쳐서 두뇌로 가는 혈액 공급이 약

40퍼센트 감소할 수 있습니다.

옆으로 누워서 잠을 잘 때는 꼭 베개를 사용해 머리가 지나치게 아래로 기우는 일을 피해야 합니다. 아래 그림처럼 잠을 잘 때 베개 2개를 사용하는 방법도 좋습니다.

일어나서 돌아다녀라

여성은 앉아서 일하는 시간이 대부분인 직업이 많습니다. 앉아 있는 시간이 길면 길수록 몸을 움직여야 하는 시간도 더욱 많이 필요합니다. 신체를 움직이는 동작은 혈류 속의 산소를 활성화해서 관절과 관절 주위의 연부조직에 영양분을 공급합니다. 업무 중간중간, 잠시 쉬는 시간마다 기지개를 펴고 최소 한 시간마다 한 번씩 주변을 걷는 등, 몸을 움직여 주어야 합니다. 그러면 기분도 좋아질 뿐 아니라 신체 기능도 훨씬 활기를 띠게 됩니다.

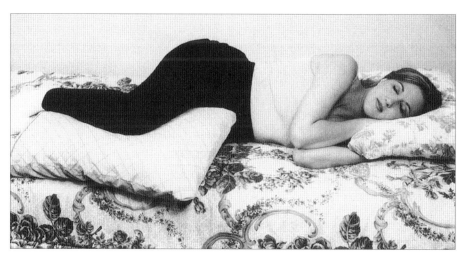

옆으로 누워서 잘 때는 베개를 무릎 사이에 끼워서 밤새 척추와 골반, 무릎이 제 위치를 잡을 수 있도록 합니다. 이렇게 하면 신경이 압박을 받거나 근육에 부담을 주는 일을 피할 수 있습니다.

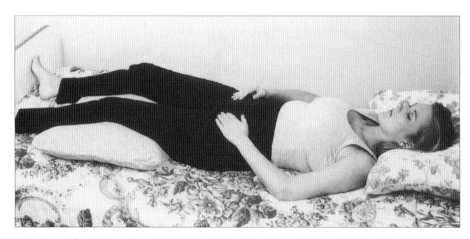

위를 보고 잠을 잘 때는 무릎 밑에 베개를 댑니다. 이런 식으로 베개를 사용하면 특히 아랫등이 쑤실 때 일시적으로 아주 좋은 효과를 볼 수 있습니다. 척추 관절과 디스크의 압박을 덜어주기 때문입니다. 그러나 밤새도록 베개를 무릎 밑에 댄 채 잠을 자서는 안 됩니다. 하부 척추를 통과하는 신경근 주위의 연부조직을 수축시켜 척수에서 신경이 빠져 나오는 출구를 좁게 만들 수 있습니다. 연부조직이 수축된 상태에 적응이 되면 똑바로 앉기가 더욱 어려워질 수 있으며 노인에게서 흔히 볼 수 있는 새우등으로 변할 수도 있습니다.

짐 들기

계속해서 뭔가를 들어야 하는 것은 아니더라도 우리는 하루 일과를 하면서 최소한 몇 번은 몸을 구부려 뭔가를 주워야 합니다. 이때 허리 부상을 예방하는 방법은 아래와 같습니다.

- 바닥에 단단한 재질의 지지대를 깔고 그 위에 어깨 넓이로 발을 벌린 채 섭니다.
- 어깨 윗부분을 꼿꼿이 세운 채 아랫등 부분은 적당히 구부립니다. 절대 물건을 들기 위해 허리를 앞으로 구부리지 않습니다.
- 변기에 앉을 때처럼 무릎을 구부립니다. 허리가 아니라 튼튼한 둔부와 다리로 일 합니다. 그리고 둔부와 몸통 근육을 조여서 등을 받쳐줄 수 있도록 합니다.
- 짐을 최대한 몸에 가깝게 붙입니다.
- 무거운 물건을 들어올릴 때는 몸 전체를 회전시켜야 합니다. 허리만 돌리는 일이 없도록 합니다.

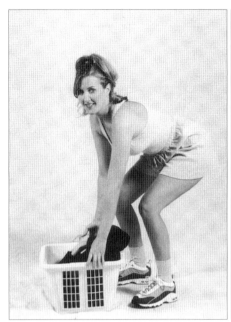 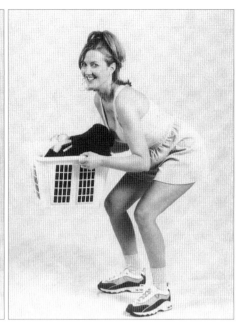

▪ 어깨보다 높은 위치에서 무거운 물건을 들지 않습니다. 물건을 높이 들어올려야
할 때는 사다리나 발판을 이용합니다.

척추를 바로잡아야 하는 이유

수년 간의 경험과 관찰을 통해, 저는 중력에 대한 적절한 척추의 위치가 골다공
증 예방에 도움이 된다고 자신 있게 말할 수 있습니다.

정상적인 척추는 각각의 척추골이 자연스러운 척추 곡선을 따라서 차례대로 하
나씩 쌓인 모습입니다. 이 뼈들이 어떻게 연결되어 있는지를 상상하기 위해서는 삼
각대가 차례로 쌓아올려진 모습을 생각하면 됩니다. 척추골들은 서로 세 개의 접촉
점을 가지는데 각 척추골의 뒷부분에 있는 소관절면(facets)이라고 불리는 돌출부에
2개의 접촉점이 있고 나머지 하나는 앞부분의 디스크에 있습니다. 이 세 지점이 모
두 연결되었을 때 각 척추골은 실리는 무게를 적절히 분산시켜 감당하며 새로운 뼈
세포의 생성이 촉진될 수 있습니다.

그러나 만약 척추 위치가 잘못되어 이 3개 지점이 연결되지 않았다면 무게를 지탱하는 힘이 사라집니다. 뼈는 재생성되지 못해 결국에는 부서지기 쉬운 상태가 됩니다.

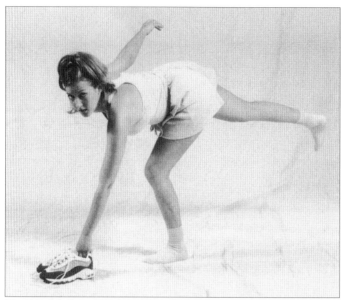

골프선수처럼 한쪽 발을 땅에서 올린 자세로 신발 같은 작은 물건을 집습니다.

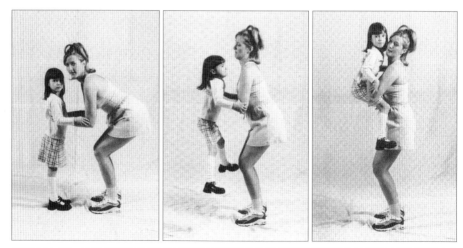

아이를 들 때는 우선 아이를 마주보고 가까이 끌어당긴 다음 다리와 엉덩이를 사용하여 들어올립니다. 절대 팔의 힘으로 들어올리려 애쓰지 마세요!

뼈를 자라게 하는 훈련

코어 프로그램은 몸이 필요로 하는 부분의 뼈를 성장시켜 주는 효율적인 운동방법입니다.

첫 번째로, 코어 프로그램은 척추와 팔뚝 아랫뼈, 그리고 손목이 최대한의 무게를 감당할 수 있게 합니다. 또한 허벅지 윗부분과 엉덩이 부분 등, 흔히 골다공증이 생기는 부위의 뼈세포 생성을 촉진합니다.

두 번째로, 몸무게를 이용한 중력저항 운동으로 골밀도를 높입니다.

세 번째로, 코어 프로그램은 서로 마주보는 근육이 같은 힘으로 뼈를 잡아당기도록 만들어 줍니다. 이렇게 함으로써 근육은 지나치게 수축되거나 늘어나는 일없이 항상 적당한 길이를 유지할 수 있게 됩니다. 근육이 균형을 이루면 관절도 제 위치를 찾아 뼈에 동일한 힘을 작용하여 새로운 뼈세포의 생성을 촉진합니다. 간단히 말해, 코어 프로그램 운동을 함으로써 우리의 몸은 필요한 곳에 뼈의 무게를 다시 채우는 효율직인 시스템을 갖게 되는 것입니다.

45세의 폴라는 빙판길에서 넘어져 손목을 다쳤습니다. 저를 찾아온 그녀는 이렇게 말했습니다.

"손목이 부러지자마자 어머니와 제 여동생이 생각났어요. 두 명 모두 골다공증을 앓고 있거든요. 나도 그렇게 되지 않을까 걱정이 돼요."

부러진 손목 탓에 골다공증이 일찍 발병하는지 그 여부를 알려줄 수는 없었지만 저는 그녀에게 골다공증을 예방하는 적당한 운동을 처방할 수는 있었습니다. 그래서 폴라는 코어 프로그램 운동을 하기 시작했습니다. 등 근육과 견갑골을 당기는 근육을 강화하는 운동을 통해 그녀의 상체 근력은 증가하기 시작했고 좀 더 효율적으로 움직였습니다. 또한 손목이 다 낫자 아령을 이용하는 운동을 통해 팔의 힘을 기르는 고급코어 프로그램까지 할 수 있었습니다.

그녀는 더 나아가 일상 활동에서 수축되기 쉬운 흉근을 스트레칭하여 어깨와 윗등, 그리고 목 아랫부분을 통과하는 신경의 긴장상태를 덜어 주었고 3가지 코어 프로그램에 모두 포함된 버터플라이 운동과 고급코어 프로그램의 '고급 인어 운동'을 통해 효과적으로 머리를 받쳐 주는 건강한 목 근육을 갖게 되었습니다.

골다공증 : 피할 수 있다

2000년도에 골다공증으로 진단 받은 미국인은 2천 6백만 명이 넘습니다. 골다공증은 골밀도가 해당연령의 최고치에 비해 25%, 또는 그 이하인 증상입니다. 그리고 골다공증 환자 중 4분의 3이상이 여성입니다.

골밀도가 낮아지는 요인은 여러 가지입니다. 폐경기 이후 에스트로겐 분비가 감소하는 것이 주된 요인이지만 이 외에도 흡연과 음주, 지나친 탄산음료 섭취가 그 원인이 될 수 있습니다. 술이나 탄산음료에 포함된 아인산이 뼈의 칼슘을 없애기 때문입니다. 그리고 히드로코르티손, 코르티손, 프레드니손, 프레드니솔론같이 염증 치료를 위해 처방한 약이 골다공증의 원인이 되기도 합니다. 또한 지나친 다이어트로 인한 칼슘 섭취의 부족, 운동 부족 역시 뼈가 약해지는 원인입니다. 저는 골다공증으로 고통받는 환자들을 치료하면서 이 퇴행성 질환을 예방하는 데 제가 할 수 있는 일을 하기로 마음먹었습니다. 골다공증의 증상은 아래와 같습니다.

- 엉덩이 부분에 둔한 통증을 계속 느끼거나 어깨뼈부터 가운데 등까지의 부채꼴 부분에 통증이 느껴집니다. 그러나 보통 근육통과는 달리 골다공증의 통증은 약을 먹는다거나 휴식을 취한다거나, 시간이 지나도 경감되지 않습니다.
- 신문을 줍는다거나 인도에서 발을 헛디며 차도로 떨어졌을 때, 또는 껴안는다거나 재채기 같은 일상적인 행동으로도 뼈가 부러집니다.
- 도움을 받지 않으면 걷기도 힘들고 창문을 열 힘도 없습니다.
- 외관상으로도 심각한 변화가 생깁니다. 목 맨 위쪽에 위치한 척추골이 앞으로 기울면서 척추가 휘게 되고 결국에는 척추후만이 생기기도 합니다. 그리고 갈비뼈 아랫부분이 복부와 가까워지면서 배가 앞으로 튀어나오고 이 과정에서 폐가 차지하는 자리가 현저하게 감소하여 그 기능이 떨어지기도 합니다.

이렇게 심각한 병인 골다공증을 예방하고 완화할 수 있는 방법이 있습니다. 그것은 하루에 15분을 바른 자세를 갖고 강한 힘을 얻게 해주는 코어 프로그램에 투자하는 것입니다. 또한 골다공증에는 적절한 칼슘 섭취가 필수적임을 명심하시기 바랍니다. 또한 운동을 하면 뼈가 칼슘을 필요로 하는 뼈생성 세포인 조골세포를 증가시킵니다. 따라서 여성은 폐경기까지 하루에 1,000mg, 폐경기 후에는 1,500mg의 칼슘이 필요합니다. 그러나 일반 식생활로는 이처럼 필요한 양의 칼슘을 섭취할 수 없기 때문에 칼슘 보조제로 필요한 양을 보충해야 합니다.

어떻게 뼈 밀도를 증가시키는가?

저는 모든 환자들에게 자세 평가 테스트를 실시합니다. 방법은 다음과 같습니다. 전신 거울 앞에 섭니다. 팔을 편안하게 옆구리에 내린 상태로 발을 어깨 넓이로 벌립니다.

올바른 자세
- 머리와 시선은 똑바로 앞을 향합니다.
- 턱은 앞으로 나오거나 움츠러들지 않습니다.
- 양어깨 높이가 같습니다.
- 팔과 몸 사이의 공간이 양쪽 모두 같은 크기입니다.
- 손바닥은 넓적다리 쪽을 향하고 있고 엄지손가락은 앞을 향합니다.
- 양쪽 엉덩이가 같은 위치에 있습니다.
- 무릎 관절이 정확히 앞을 향합니다.
- 발바닥 아치가 분명하며 발은 앞을 향합니다.

올바르지 못한 자세
- 머리가 어느 한쪽으로 기울었거나 앞쪽을 향합니다.
- 어깨 한쪽이, 특히 왼쪽(잘 사용하지 않는 쪽)이 반대쪽보다 낮습니다.
- 팔과 몸 사이의 공간이 서로 다릅니다.

- 허벅지와 비교했을 때 팔이 허벅지보다 앞을 향합니다.
- 엄지손가락과 손바닥이 안으로 굽었고 팔을 옆구리에 붙였을 때 뒤쪽을 향합니다.
- 한쪽 엉덩이가 다른 쪽보다 큽니다.
- 한쪽 또는 양쪽 무릎 관절이 안 또는 바깥을 향합니다.
- 발목과 발이 안으로 향해 있어서 몸무게가 발의 안쪽 경계에 실립니다.

머리를 들면 몸이 따라온다

몸을 똑바로 세우면 여성에게는 "내가 어디로 가고 있는지 알고 있다"라고 말하는 듯한 자신감 넘치는 분위기가 더해집니다. 좋은 자세는 키를 몇 cm 더 크게 할 뿐만 아니라 배가 나오지 않도록 하고, 몸의 통증이나 고통을 줄입니다. 또 바른 자세를 유지하면 건강하고 통증이 없는 척추를 보장할 수 있습니다.

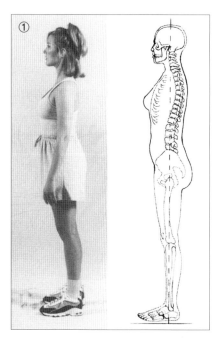

이상적인 자세

완벽한 자세를 유지함으로 해서 생기는 이익은 굉장히 큽니다. 몸에 가해지는 무리를 최소화하면서 어떤 방향으로든지 움직일 수가 있고 몸을 똑바로 세우는 근육들 덕분에 효율적으로 에너지를 사용할 수 있습니다. 또한 자세도 아름다워질 뿐만 아니라 기분까지 좋아집니다.

바른 자세란 몸이 자연 그대로의 곡선을 따라가도록 만드는 일입니다. 아랫등 부분에 우묵하게 들어간 곳은 목 부위의 앞으로 나온 부드러운 곡선과 등 윗부분의 곡선을 따라 자연스럽게 연결됩니다. 옆에서 보면 목과 윗등 부분의 곡선을 분명히 알 수 있습니다.

자연스러운 척추 곡선은 목(경부 척추)과 등 윗부분(흉부 척추)과 아랫등(요추와 천골 척추)을 따라 S자를 형성하는데, 이 S자 모양의 척추곡선 덕분에 신체는 자연스럽게 충격을 흡수하는 기능을 합니다. ❶

몸은 또한 제가 '편안한 수직상태'라고 부르는 자세를

유지하고 있습니다. 이 말은 골격을 형성하고 있는 모든 뼈들이 어떤 정해진 방식으로 정렬하고 있다는 의미입니다. 머리끝부터 발끝까지, 가상의 선을 내리그어 보면 이 선이 일련의 해부학적 지점들을 통과함을 알 수 있습니다.

즉, 양옆에서 몸을 관찰해 보면 어깨 위에 귀가 위치하고 어깨와 엉덩이, 무릎의 측면과 발목의 복숭아 뼈가 같은 선상에 위치하게 됩니다.

33세의 크리스틴은 메이크업 아티스트로 대부분의 시간을 선 채로 일합니다. "하루 종일 사람들 위로 몸을 기울여 일하는데 하루가 끝날 때쯤 되면 허리가 너무나 아파요. 거의 똑바로 서기가 불가능할 정도예요. 하지만 지금은 코어 프로그램으로 활력이 생겼어요. 심지어는 종일 서 있다는 사실을 잊어버릴 때도 많습니다. 허리의 통증은 완전히 사라졌고 하루 종일 똑바로 서 있을 수 있어요."

크리스틴은 아랫등과 허리 부분의 근육을 강화하는 운동을 합니다. 이 운동을 통해 척추를 스트레칭함으로써 척추에 받던 압력을 줄였던 겁니다.

척추곡선이 하는 일

초기 태아 발달에서 척추의 모양은 C자 형태입니다. 그러다 1살이 되면 3개의 분리된 척추 곡선이 발달합니다. 그 가운데서도 경추전만이라는 첫 번째 곡선이 경부 척추부분에 발달하는데, 이 곡선은 척추 위의 머리를 받쳐 주는 중요한 역할을 합니다. 그 다음 갈비뼈가 붙어 있는 흉부 척추가 바깥쪽으로 휜 척추후만이라는 곡선을 형성합니다. 마지막으로 척추 아래의 허리부위에 앞쪽으로 휜 요추전만이라는 곡선이 생깁니다. 이렇게 형성된 자연스러운 곡선은 살면서 익숙해진 잘못된 자세 때문에 변형되는데 다음과 같은 4가지 양상으로 나타납니다.

▪ **목전만역전(reversed neck lordosis)**은 머리가 전방으로 밀려 있는 자세입니다. 머리가 앞으로 기운 자세로, 연부조직이 변화되고 시간이 지날수록 척추곡선을 변형시켜 하부 경추의 과도한 후만변형과 디스크의 퇴행성 변화, 소관절의 관절

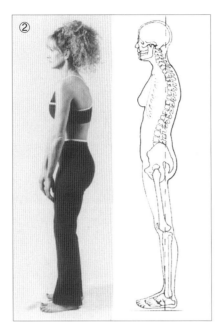

척추후만(새우등) 자세

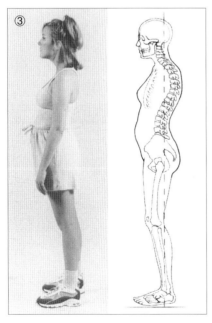

척추전만 자세

염을 진행시키기도 합니다. 또한 팔로 가는 신경전달력을 약화시킬 뿐만 아니라 턱의 위치도 변해 TMJ(측두하악관절장애)나 이빨을 가는 증상이 나타날 수 있습니다.

- **과도한 척추후만(too much kyphosis)**은 양어깨가 앞으로 둥글게 말려 있는 형태이면서 가슴이 중심으로 움푹 들어간 모양을 말합니다. 다시 말해 흉부 근육과 갈비뼈 사이의 근육이 수축된 자세입니다. 이 자세가 계속되면 순응성 수축으로 어깨의 안정성이 떨어지고, 효과적인 호흡도 방해를 받습니다. ❷

- **과도전만증, 굽은 등(hyperlordosis, swayback)**은 경추 및 요추의 정상적인 전만이 과도하게 형성되고 아랫등의 곡선이 지나치게 안으로 휘어진 자세를 말합니다. 이 자세는 요추 척추골과 인접한 척추 사이의 관절에도 지나친 부담을 줍니다. 동시에 무릎이 과도하게 확장되어 내반슬, 즉 O형 다리가 됩니다. 그리고 배가 나올수록 아랫등은 더 많이 들어가게 되므로 이 부분의 근육이 받는 긴장이 증가하고 통증을 수반하는 근육 수축과 경련이 발생합니다. 또한 과도한 압력이 척추골 디스크를 따라 골고루 분배되지 않아 일부 디스크가 조기에 닳아서 충격을 흡수하는 능력을 상실하기도 합니다. 게다가 관절염이 생기고 임신으로 인해 이 자세가 더욱 심해지면 등에도 통증이 생깁니다. ❸

- **무전만, 평평한 등(no lordosis, flatback)**은 골반에 거꾸로 경사가 형성되고 보폭이 줄어들면서 일어나는 현상으로 정상적인 요추의 전만곡선이 소실된 상태입니

다. 그 결과 허리부분의 곡선이 없어지고 머리는 앞쪽으로 지나치게 기울어집니다. 이 자세는 목과 등에 부담을 줍니다. ❹

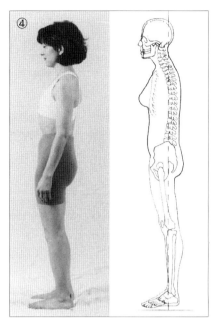

무전만 자세

바른 자세로 걷는 방법

다음은 걸을 때 몸의 자세를 바르게 유지하는 간단한 방법들입니다. 이 방법을 많이 하면 할수록, 짧은 기간 내에 자세가 좋아질 겁니다.

- 똑바로 섭니다.
- 턱을 들고 머리는 어깨 중앙에 위치하게 해서 시선을 앞으로 향합니다.
- 어깨의 긴장을 풉니다.
- 숨을 깊이 들이쉽니다. 이렇게 하면 가슴이 펴지고 숨을 내쉴 때 어깨의 긴장이 더욱 풀립니다.
- 복부를 등 쪽으로 잡아당깁니다.
- 자연스럽게 팔을 앞뒤로 흔들고 몸에 가깝게 밀착시킵니다. 주먹은 쥐지 말고 손을 약간 벌린 상태로 유지합니다. 이렇게 하면 몸의 균형을 유지하는 데 도움이 됩니다.
- 편안한 보폭으로 다리를 벌립니다.
- 발에 신경을 써서 효율적으로 걷거나 설 수 있도록 합니다.

잘못된 척추

척추측만(Scoliosis)은 선천적인 질환인 경우도 있습니다. 척추측만은 척추 곡선이 어느 한쪽으로 치우친 상태를 말합니다. 코어 프로그램으로 이런 척추측만 환자들도 도울 수 있습니다.

똑바로 서기 위해서는 발에 맞는 신발을 신는다

발이 몸을 제대로 받쳐주어야만 최대한 효율적으로 움직일 수 있으며 건강한 척추 자세를 만들 수 있습니다. 그리고 발에 맞는 신발을 신어야만 발의 각 부위가 필요로 하는 확실한 안정성과 적절한 유연성을 얻을 수 있습니다. 또한 발을 어떻게 땅에 내딛느냐에 따라 신체의 다른 부분도 영향을 받기 때문에 좋은 신발을 신어야 신체에 좋은 영향을 줄 수 있습니다.

발을 적절히 뒷받침해 줄 신발을 찾는 일은 어렵지 않습니다. 좋은 신발을 고르는 기본적인 방법은 다음과 같습니다.

- 발가락이 들어가는 부분인 신발의 앞코 부분은 길이, 깊이, 넓이 등 모든 면에서 발을 조여서는 안 됩니다. 발가락 끝과 신발 사이에 최소한 1.3cm 정도 여유가 있어야 하죠. 신발의 길이가 적당한지를 알아보기 위해서 신발의 앞코 부분을 눌러서 엄지손톱 정도의 여유길이가 남는지도 확인합니다.
- 구두창은 깔창(안창)과 밑창으로 이루어졌습니다. 깔창은 신발의 안쪽 면으로 발이 닿는 부분이고 밑창은 신발 바닥으로 지면과 맞닿아 마찰하는 부분입니다. 탄력이 좋고 저항력이 좋은 구두창일수록 충격을 흡수하는 능력이 더 좋습니다.
- 카운터는 구두 뒷편에서 발꿈치를 감싸는 부분입니다. 이 부분이 단단할수록 발을 잘 지탱해 주고 발꿈치가 땅에 닿을 때 안정감을 줍니다.
- 구두의 굽은 안정적으로 발을 내딛을 수 있는 최소한의 높이여야 합니다. 발 앞부분에 지나친 압력이 가해지면 발가락에 변형이 생기기 때문에 이를 피하도록 2.5cm에서 3.5cm 높이의 굽을 선택합니다. 이 높이보다 낮은 신발은 발바닥의 아치에 부담을 주기 때문에 족저근막염이나 발꿈치의 골극이 발생할 수 있습니다.

어떤 종류의 신발을 사든지 간에 발을 삼각형으로 생각하시기 바랍니다. 무게를 지탱하는 발꿈치와 엄지발가락, 그리고 새끼발가락 이렇게 세 지점이 이루는 삼각형에 골고루 몸무게가 분배되어야 합니다.

그리고 발의 가장 넓은 부분을 차지하는 신발의 앞코 부분이 넉넉한지도 확인해야 합니다. 신발이 발의 모양과 흡사할수록 발의 피로감이 줄어드니까요. 서 있을 때는 가장 긴 발가락 끝이 신발 끝에서 약 1.3cm 정도 떨어져 있어야 합니다. 그리고 카운터가 발에 알맞고 충격 흡수력이 좋은 밑창이 있으며 편안하게 발의 아치를 잘 지탱해줄 수 있는 약 2.5cm에서 3.8cm 정도 높이의 신발을 선택합니다.

발 크기는 나이를 먹어감에 따라 변합니다. 따라서 2년마다 발 크기를 재어 신발 치수도 조정해야 합니다. 한편, 시간대별로는 오후시간에 발이 가장 크기 때문에 오후에 치수를 재야 합니다. 만약 한쪽 발이 다른 발보다 크다면 큰 발에 맞는 신발을 삽니다. 또한 양말이나 스타킹을 신은 상태에서 신발을 고릅니다.

걷기에 부적당한 뒤꿈치

발에 맞지 않는 신발은 여러 가지 문제를 일으킬 수 있습니다. 신발이 너무 조일 경우 티눈부터 기타 신경압박, 통증을 수반하는 영구적인 연조직 경화나 뼈 변형까지 불러옵니다.

발로 알 수 있는 나

당신 발을 한번 보세요. 만약 당신의 발톱이 깨끗하고 건강해 보인다면 당신의 피부 건강 역시 좋을 것입니다. 그리고 발가락에 난 털은 혈액순환이 잘되고 있음을 뜻합니다.

지나치게 높은 힐은 여성에게서 흔히 나타나는 발 문제를 더욱 악화시킵니다. 높은 힐을 장기간 신게 되면 발 모양이 변하고 이미 변한 발 모양은 더욱 심해져 수술이 필요할 수도 있습니다. 실제로 발 수술 환자의 90%가 여성입니다. 5cm 이상의 구두 굽은 무릎관절 뒤에 압력을 증가시키는 동시에 몸의 균형을 유지하기 위해 허리가 앞부분으로 쏠려 부자연스러운 자세를 만듭니다. 더구나 굽이 높으면 높을수록 발 뼈가 기형적으로 변하기 때문에 몸의 무게 이동과 발에 더욱 큰 이상이 생깁니다.

발 운동

발바닥 아치가 튼튼하지 못할 경우 발가락 관절 밑에 패드를 대 줌으로써 발의 피로를 덜고 통증을 완화시킵니다.

강한 아치 만들기

이 운동은 발 관절의 바탕을 형성하는 가로 아치를 강화하고 발가락의 망치모양 변형을 예방합니다.

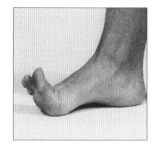

- 맨발로 섭니다.
- 오른발을 반걸음 정도 앞으로 내밉니다.
- 바닥에 오른쪽 발꿈치를 대고 발가락을 가능한 한 곧게 앞으로 뻗습니다. 발바닥 부분을 들어올려 둥근 지붕 형태를 만듭니다. 6초간 이 자세를 지속하다가 발을 원래대로 합니다.
- 다른 발로 바꿔서 실시합니다.
- 3번씩 6회 실시합니다.

발가락 들기

이 운동은 발 안쪽을 따라서 있는 세로 아치를 강화하고 편평족을 예방합니다.

- 가만히 서서 발의 나머지 부분은 그대로 바닥에 붙인 상태로 양발의 발가락을 위로 올립니다.
- 3분간 발가락을 올린 상태에서 발꿈치와 발바닥 안쪽의 볼록한 부분으로만 걷습니다.
- 매일 발바닥 아치를 강화하는 이 운동을 합니다.

예를 들어 뒤꿈치가 높아질수록 발의 긴 발가락 뼈가 바닥과 거의 수직을 이루고 다리뼈와 평행을 이루는 부자연스러운 상태가 됩니다. 게다가 좁고 뾰족한 신발 앞코가 발가락을 모으고 있어서 높은 뒷굽에서 받는 나쁜 영향은 더욱 심해집니다.

하이힐로 인한 나쁜 자세는 허리와 무릎의 스트레스도 증가시킵니다. 최근 연구에 의하면 하이힐을 신은 여성이 걸을 때 무릎 내부가 받는 압력은 맨발로 걸을 때에 비해 23%나 높다는 것이 밝혀졌습니다. 시간이 지날수록 이 압력으로 인해 섬세한 무릎 연골이 손상을 입고 관절염이 생기는 것입니다.

또한 발뼈가 압박을 받아 생기는 신경 손상도 신중히 고려해야 합니다. 하이힐을 장기간 신으면 힘줄, 특히 발목 뒷부분의 로프처럼 생긴 아킬레스건이 단축됩니다. 그리고 하이힐은 힘줄뿐만 아니라 근육도 수축시켜 뒤꿈치에 통증과 건염이 발생하고 실족으로 부상을 입을 확률도 높아집니다.

저는 사람들에게 매일같이 하이힐을 신지 말라고 권합니다. 앞이 네모지거나 둥글고 굽이 2~3cm 정도 되는 높지 않은 안정적인 구두를 신어야 좋습니다. 그러나 하이힐을 전혀 신지 않을 수 없다면 하이힐을 신는 시간을 되도록 줄이고 하루 중 잠시라도 좋은 품질의 운동화나 2.5cm 높이의 얕은 굽의 신발을 신어야 합니다.

좋은 운동화를 고르는 법

운동선수용 운동화가 어떻게 만들어지는지 일반인들도 자세히 알아둘 필요가 있습니다. 쉽게 좋은 운동화를 고르기 위해 알아두어야 할 몇 가지는 요령은 다음과 같습니다.

우선 양말을 신은 상태로 한쪽 발로 섭니다. 균형을 잡은 뒤 같은 발에 운동화를 신고 다시 섭니다. 운동화를 신었을 때 맨발로 섰을 때와 균형 잡은 상태가 같거나 더 좋아야 합니다.

두 번째로 제자리 뛰기를 5회 정도 반복합니다. 운동화가 발에 적당히 맞을 경우 균형유지가 잘 되지만 그렇지 않을 경우에는 다른 운동화를 고릅니다.

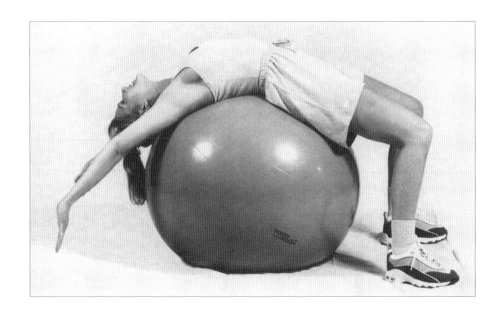

제5장 나의 핫스팟을 알자

제가 만나는 환자 중에는 의사들이 보낸 사람들이 많습니다. MRI, CAT 스캔, 방사선 촬영, 혈액 검사 등 다양한 진단검사를 실시했는데도 통증이나 불편함의 원인을 알 수 없을 때, 또는 제거될 수 없는 경우에 환자들이 저를 찾아옵니다. 이런 환자의 증상은 여러 가지 의학적인 원인을 가지지만 의사의 진료실에서도 치료받을 수 없는 경우가 많습니다.

일단 환자를 평가하고 나면 다양한 핫스팟(문제부위)의 근육 불균형으로 인한 문제가 있음을 발견할 수 있습니다. 그리고 환자가 이를 보다 잘 이해하도록 하기 위해 근육과 관절이 어떻게 서로 조화를 이루며 일하는지 간략히 설명을 곁들입니다. 또한 각 부위에 흔히들 입는 부상과 그 증상에 대해 알려주는데 이는 코어에 관한 교육의 한 부분이기도 합니다.

또한 저는 근육교정 운동(코어 프로그램과 같은)을 적극 추천합니다. 왜냐하면 적절한 운동을 꾸준히 하지 않으면 근육의 불균형은 점점 심해지기 때문입니다. 지나치게 수축된 근육은 원래 길이로 회복하기가 어렵고 지나치게 늘어난 근육 역시 수축에 어려움을 겪습니다. 이렇게 되면 근육 사이에 위치한 관절이 회전축에서 빠져나오는데, 관절이 제 위치에서 벗어났다는 말은 바로 이러한 상태를 의미합니다.

하지만 사람의 신체는 주위 환경에 순응하기 마련이라 이런 불균형을 보완하려고 행동양식을 변경하고, 불행히도 이렇게 변경된 행동양식은 관절에 더 큰 무리를 주게 됩니다. 또한 뼈와 뼈 사이에서 쿠션역할을 해서 고통 없이 움직일 수 있게 하는 부드럽고 연한 섬유 조직인 연골에도 무리가 옵니다. 그 결과 관절의 조기 퇴화와 함께 쉽게 부상을 입게 되는 것이죠.

제2장에서 알아보았던 핫스팟을 다시 살펴봅시다.

- 목
- 등 윗부분을 포함한 어깨 부위
- 허리
- 복부
- 골반
- 엉덩이
- 무릎, 발목, 발을 포함한 다리

코어 프로그램은 위와 같은 핫스팟 부위의 불균형에서 오는 여러 가지 문제점들을 치료합니다. 구체적으로 다음과 같은 경우들이죠.

- 47세의 엘렌은 계단을 올라갈 때 어려움을 겪습니다.
- 39세의 마가렛은 서혜부 부분의 통증으로 고생합니다.
- 50세의 조안나는 등이 뻣뻣하고 장딴지에 쥐가 나서 한밤중에 잠에서 깨곤 합니다.
- 도나는 35세의 임신부로 발이 부어올라 통증으로 고생합니다.
- 린네트는 42세로 항상 발이 차갑습니다.

목

케이티는 건강하고 활동적인 40세의 여성으로 손의 통증과 손목터널 증후군으로 저를 찾아왔습니다. "내가 이해할 수 없는 건 타이프라이터로 수년간 일해 왔어도 손에 문제가 있던 적은 한번도 없었다는 거예요."

케이티의 이 말에서 저는 문제의 원인에 대한 큰 단서를 얻었습니다. 그녀가 최근부터 사용하기 시작한 컴퓨터 키보드는 타이핑기계처럼 스프링이 장치되지 않아 그녀의 손에 익숙치 않은 충격을 주었고, 이 때문에 일할 때면 머리가 앞으로 숙여져 목의 신경이 자극을 받았던 겁니다. 제가 그녀의 목을 치료하자 손의 힘도 곧 다시 돌아왔습니다. 그 뒤 케이티는 코어 프로그램의 헤드 투 토우 예비운동과 버터플라이 운동으로 시작해서 기초코어 운동을 꾸준히 했습니다. 그리고 8주 후 케이티의 손은 100% 완치됐습니다.

목이 하는 일은 머리를 지탱하는 일뿐이라고 생각하시는 분이 계실지도 모릅니다. 그러나 목은 그 이상의 일을 합니다. 목이 움직이지 않으면 머리를 옆으로 돌릴 수도 없고 밤하늘을 올려다 볼 수도 없으며 책을 읽으려고 고개를 숙일 수도 없습니다.

목은 7개의 척추로 이루어져 있는데, 벽돌처럼 쌓아 올려진 각각의 척추는 서로 상하지 않도록 연골층이 감싸고 있고 척추골 안의 구멍을 통해 상행하는 혈관은 뇌로 혈액을 공급하는 역할을 합니다. 또한 목을 돌리거나 숙일 때 소음과 마찰 없이 움직일 수 있도록, 서로 맞물려 있는 관절에는 윤활제 역할을 하는 체액이 공급되고 척추골 사이의 디스크는 충격을 흡수하는 역할을 하는 등, 우리의 목은 아주 과학적으로 설계되어 있습니다.

척추 중에서 가장 활동성이 높은 부분인 목은 인대의 통합성과 근육의 힘에 의존하여 그 균형을 유지하는데 목의 위치가 머리와 턱, 윗등, 어깨 그리고 등 아랫부분의 움직임과 기능에 영향을 끼치기 때문에 목의 균형은 매우 중요합니다.

이외에도 전체 팔부터 손가락까지 모두 목에서 시작되는 신경이 분포하기 때문에 목은 팔의 감각과 근육 운동에 큰 영향을 미칩니다. 상체의 모든 근육에 있는 신경과 혈액 공급을 최적으로 만들기 위해 건강한 목이 필요한 이유가 바로 여기에 있죠.

기초코어와 중급코어 프로그램의 헤드 투 토우 준비운동과 기초, 중급, 고급코어에 모두 포함된 버터플라이 운동, 그리고 중급, 고급코어에 포함된 인어 운동은 모두 상체의 신경과 근육이 올바르게 움직일 수 있도록 하는 효과가 있습니다.

목이 제대로 기능하지 않으면 아래와 같은 부작용이 발생합니다.

목 기능장애의 증상과 징후
팔과 손의 피로와 기능 약화
어깨의 긴장
어깨의 관절음

차가운 손
손의 저림 현상

흔한 병명
경추부 좌상
편타성 상해
골증식체(골극)
퇴행성 디스크 질환
손목터널 증후군
견부의 근육 손상
테니스 엘보우
두통
목 통증
이갈이
연하장애
이명
턱 통증
안부의 근육 경련

어깨와 등 윗부분

　　겨우 25살밖에 안 된 타마르는 오른쪽 어깨 근처 등이 경직되고 점차 오른팔까지 증상이 진행되었습니다. "바로 여기가 아파요"라고 어깨를 세게 문지르면서 타마르는 말했습니다. "너무 아파서 집중을 할 수가 없어요. 심지어는 잠을 잘 때도 편한 자세를 찾느라 고생하구요."

　　제가 타마르에게 어깨 위로 오른팔을 들라고 하자 그녀는 팔을 올릴 수조차 없는 상태였습니다. 곧 그녀는 팔을 뒤로 돌려 브래지어를 잠그는 일도 어렵고 심지어는 헤어드라이기를 잠깐 사용해도 오른쪽 어깨가 금세 피곤해진다는 사실을 고백했습니다. 게다가 자동차 라디오 채널을 조절하기도 힘들다고 했습니다.

저는 타마르가 책을 읽을 때 몸을 앞으로 숙이기 때문에 목 근육에 긴장과 부담이 생긴다는 사실을 알 수 있었습니다. 또한 그녀는 무거운 가죽 서류가방을 항상 오른쪽 어깨에 메고 다녔습니다. 대부분의 사람들이 그렇듯이 항상 사용하는 쪽만 계속해서 혹사시키고 있었던 것입니다. 날마다 이런 행동들이 반복되면 척추의 디스크에 압력이 가해지며 신경이 비정상적인 압박을 받게 됩니다. 저는 타마르에게 정원에서 사용하는 고무호스가 구부러진 모양을 생각해 보라고 말했습니다. "호스가 이리저리 꼬이게 되면 꾸준히 안정적으로 나와야 하는 물줄기가 느리고 불규칙하게 됩니다." 이처럼 타마르의 경우도 어깨 내부를 흐르는 전기충동이 근육까지 제대로 가지 않기 때문에 근육이 효과적으로 운동할 수 없었던 것입니다.

또한 어깨를 쓰는 일이 고통스럽게 되자 꼭 필요한 경우를 제외하고는 어깨를 사용하지 않게 되어 상황은 더욱 악화되었습니다. 실제적으로 어깨 관절이 굳은 상태라고 할 수 있었습니다.

저는 물리치료 기술과 함께 코어 프로그램 운동을 처방해 타마르의 어깨 치료와 회복을 도왔습니다. 적당한 위치와 자세를 바로잡기 위해 근육을 운동시킴으로써 마침내 타마르는 고통이나 통증 없이도 어깨를 움직일 수 있게 되었습니다. 경직된 부위의 긴장이 사라지면서 아래 목부위 신경에 가해지던 압력도 사라지게 되었고 동시에 오른팔의 힘도 원래대로 돌아왔음은 물론입니다.

견갑대, 즉 어깨는 4개의 관절로 이루어져 있습니다. 견쇄, 견갑흉부, 흉쇄, 관절와 상완관절, 이 4개의 관절이 하는 기능은 이들을 둘러싸고 있는 근육의 균형과 힘에 의해 결정됩니다. 그리고 어깨 관절과 연결되어 있는 3개의 주요 근육집단이 있는데 ① 어깨-견갑골 부분은 견갑거근, 상·중·하부 승모근, 전거근, 대·소 능형근, 광배근으로 구성되고 ② 흉부근은 대흉근, 소흉근으로, ③ 삼각근과 4개의 회전근개는 어깨 관절 안쪽에 삽입되어 있어 어깨를 지탱하는 역할을 합니다(다른 사람의 어깨 위에 팔을 두르고 편히 올려놓았을 때의 기분을 생각해 보세요. 회전근개의 근육이 관절을 감싸고 견갑골에서 팔이 빠지지 않도록 붙드는 방식이 이와 같습니다).

이렇게 어깨부위의 4개 관절은 다양한 방향으로 움직일 수 있습니다. 다음은 각 관절들의 정확한 위치와 기능입니다.

- **견쇄 관절**은 쇄골과 견갑골을 연결하는 관절입니다. 이 관절은 회전근개와 점액낭(힘줄과 뼈 사이에 윤활액을 담고 있는 주머니)을 보호하는 지붕 역할을 합니다.
- **견갑흉부 관절**은 윗등과 견갑골 사이에 있으며 견갑대에 안정성과 이상적인 관절 위치를 부여합니다. 견갑흉부관절은 몸통의 뒤에 견갑골을 부착시키는 역할을 합니다.
- **흉쇄 관절**은 견갑골과 흉골 사이에 존재하는 쇄골이 흉골과 부착되는 부분으로 쇄골의 움직임을 통해 견갑골의 운동이 일어나게 됩니다. 팔이 부드럽게 움직일 수 있게 하고 쇄골이 앞뒤, 위아래로 움직이는 동안 신경이 끊이지 않고 연달아 전달되게 합니다.
- **관절와 상완관절**은 마치 소켓에 전구가 끼워진 것 같은 모양이기 때문에 어깨가 어떤 방향으로든 움직일 수 있게 합니다. 그러나 다른 어깨를 구성하는 3개 관절의 위치를 조절하는 근육 균형이 제대로 잡히지 않았다면 이 볼 – 소켓 구조는 무용지물이 됩니다.

등 근육을 강화하고 어깨 관절 위치를 바로잡기 위해 제가 추천하는 운동은 바로 버터플라이입니다. 버터플라이 운동은 여러 가지 변형동작이 있으며 코어 프로그램 3단계에 모두 포함되어 있습니다.

어깨가 정상적으로 기능을 발휘하지 못하면 다음과 같은 문제가 발생합니다.

어깨 기능장애의 증상과 징후
머리를 위로 들기가 힘들다.
브래지어 끈을 채울 때 팔을 뒤로 돌리기가 어렵다.
팬티스타킹을 입을 때처럼 뭔가를 당기거나 밀 때,
혹은 물건을 들 때 통증이 있다.
어깨 관절에서 소리가 난다.

등 윗부분에 통증이 있다.

흔한 병명

점액낭염

오십견

건염

회전근개 파열

견관절의 충돌증후군

탈구(관절이 완전히 어긋난 것)

불완전탈구(관절이 부분적으로 어긋난 것)

골극

연골 파열

허리 부위

39세의 데브라는 만찬 파티 참석 중 의자에서 일어날 때 처음 통증을 느꼈습니다. "맨 처음에는 전혀 신경 쓰지 않았어요, 의자가 너무 크고 깊었거든요. 그런데 지금 와서 보니, 허리통증이 생긴 지가 상당히 오래됐다는 사실을 깨달았어요. 지금은 의자에 30분 앉아 있기도 힘들어요. 게다가 많이 걸어 다니지도 않는데 항상 다리가 피곤하고요. 뭐가 잘못된 거죠?" 처음 방문했을 때 데브라는 제게 이렇게 질문했습니다.

진단 결과, 데브라의 오래 앉아 있는 생활방식이 그녀의 아랫등, 엉덩이, 둔부 부위의 근육을 수축시킨다는 사실을 알 수 있었습니다. 따라서 데브라의 몸은 스트레칭이 절실히 필요했고 코어 프로그램으로 유연성을 기르자 다리의 피로는 얼마 지나지 않아 사라졌습니다. 또한 운동을 통해 데브라의 척추가 펴지고 제 길이를 회복하자 다리로의 신경 전달이 원활히 이루어져 의자에서 일어나는 일도 한결 쉬워졌습니다. 이렇듯 코어 프로그램은 척추의 위치를 바로잡고 엉덩이를 쉽게 움직이게 하며 통증도 경감시킵니다.

36세의 멜라니가 저를 찾아온 이유는 바로 몇 년간 지속된 아랫등 부분의 간헐적인 통증 때문이었습니다. 그리고 그녀의 통증은 오른쪽 다리까지 옮겨간 상태였습니다. "추간판 탈출증 여부를 검사하려고 MRI 검사까지 받았지만 특별한 원인을 발견할 수가 없었어요"라고 멜라니는 말했습니다.

저는 멜라니가 주말마다 정원손질을 한다는 얘기를 듣고서 멜라니가 정원손질을 하느라 취하는 자세 중 일부가 등에 있는 디스크와 인대, 신경근에 지나친 압박을 가한다는 판단을 내렸습니다. 통증의 원인이 자세에 있었던 것이죠. 이 문제를 해결하기 위해 멜라니는 허리를 굽히거나 무릎을 꿇는 자세, 물건을 들고 나르는 자세를 바꿨습니다.

그리고 약해진 근육을 코어 프로그램 운동으로 강화하고 디스크 사이 공간의 압력을 줄이는 스트레칭 운동을 했습니다. 그 결과, 신경이 디스크에 압박되는 일이 없어 척추의 긴장이 경감되어 정상기능으로 회복될 수 있었습니다. 또한 멜라니가 코어 프로그램으로 얻은 효과는 무릎을 굽힌 뒤 다시 일어설 때의 어려움이 없어지고 팔도 튼튼해져서 정원손질을 더 오랜 시간 동안 할 수 있게 되었다는 거죠.

척주라고도 알려져 있는 등뼈는 우리가 서 있거나 앉을 때 똑바로 자세를 유지하도록 하는 역할을 합니다. 척주의 길이는 두개골 밑부터 미골(꼬리뼈) 끝까지인데 척수를 감싸서 보호하는 역할도 합니다. 척수는 주요 신경들의 통로로 두뇌에서 시작하는 메시지를 팔이나 다리로 전달하고 다시 되돌려 보내는 길이라고 할 수 있습니다. 두뇌와 함께 약 0.04 kg 무게의 이 척수가 중앙 신경시스템을 형성하고 있는 것이죠.

31쌍의 주요 신경근은 척수의 옆에서 발생해 운동신경으로 갈라져 근육이 수축하거나 팽창할 수 있도록 합니다. 그리고 감각신경은 촉감, 온도, 고통을 감지할 수 있게 하고 다리부분에서 가장 큰 신경군인 좌골 신경은 여러 종류의 다리 통증과 관계가 있습니다.

척주는 33개의 원통모양의 뼈, 즉 척추(척추골, 추골)로 구성됩니다. 그리고 3가지 부위로 나눌 수 있는데 목에 있는 7개의 경추, 윗등과 중간에 있는 12개의 흉추(흉추는 늑골, 즉 갈비뼈와 관절을 이루고 있습니다), 그리고 등 아랫부분에 있는 5개의 요추가 그것입니다. 척주의 맨 끝에는 9개의 작은 척추골이 있는데 바로 천골과 미골(꼬리뼈)로 불리는 부분입니다. 이 중 천골은 골반뼈와 관절을 이루며 척주와 연결됩니다.

척주의 안정성은 2개의 힘에 의존하고 있습니다. 그중 하나는 인대와 연골, 그리고 모든 뼈 연결의 수동적인 압박이며, 다른 하나는 능동적인 근육의 압박이 주는 힘입니다. 기초코어의 버터플라이나 크로스 익스텐션은 허리의 근육을 강화하여 척주의 안정성을 키웁니다. 또한 이 부위를 스트레칭함으로써 긴장을 완화합니다. 모든 코어 프로그램에 포함된 코브라 운동 또한 이러한 효과를 볼 수 있습니다.

허리 부분이 좋지 않을 때 발생하는 문제는 다음과 같습니다.

허리 부분 기능장애의 증상과 징후

몸을 뻗을 때 통증이 생긴다.

운동 중, 또는 운동 후에 통증이 있다.

짧고 날카로운 통증이 가끔 느껴진다.

구부리거나 앉은 후에 몸을 다시 펴기가 어렵다.

다리에 힘이 없다.

걷기가 힘들다.

물건을 들어올리기가 어렵다.

몸을 움직이는 게 어려울 때가 있다.

다리에 통증이 있다.

흔한 병명

좌골신경통

근육 좌상

인대 염좌

연축(경축)

추간판 탈출증

골다공증

골관절염

골증식(뼈의 돌기)

퇴행성 디스그 질횐
퇴행성 관절 질환

복부

비비안은 볼룸 댄스를 즐기는 57세의 활동적인 여성입니다. 그러나 그녀는 춤을 출 때마다 옆구리에 따끔거리는 통증이 와서 고생을 했습니다. "아주 이상해요. 의사가 검진을 할 때마다 아무 문제가 없다고 하면 그런가 보다 하지만 정말 괜찮다면 제가 왜 아픈지 모르겠어요"라고 비비안은 말했습니다. 비비안의 통증을 조사해 보니 복부 부위가 약하다는 점을 알 수 있었습니다. 복부의 중요한 근육을 강화하는 운동을 실시하자 따끔거리는 통증은 곧 사라졌습니다.

복부 근육은 복직근, 내·외부 복사근, 횡복근으로 이루어져 있습니다.

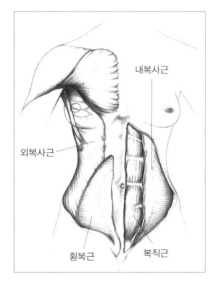

복직근

길고 평평하게 생긴 복직근은 아래로는 치골부터, 위로는 늑골까지 앞 몸통 전체를 따라 수직으로 나란히 펼쳐진 한쌍의 근육입니다.

복직근은 흉골에 들어가 있으며 5, 6, 7번째 늑골에 붙어 있고 힘줄처럼 생긴 백색선에 의해 왼쪽과 오른쪽으로 구분됩니다. 임신기간에는 이 백색선이 태아가 자랄 공간, 즉 자궁을 늘이기 위해서 분리됩니다. 이런 복직근의 분리를 복직근이개라고 하는데 출산한 뒤 6개월에서 12개월이면 원래대로 닫히게 됩니다.

당신이 눕거나 일어날 때, 앉거나 일어설 때 몸통을 구부리고, 가슴뼈(breastbone)를 치골을 향해 끌어당기는 역할을 하는 곳이 바로 이 복직근입니다.

복사근

외복사근은 복근 중에서 가장 넓고 표면에 가까운 근육으로 아래 8개 늑골부터 복부의 양옆과 앞부분에 걸쳐 있으며 치골 능선에 삽입된 부분입니다. 복사근은 척주를 구부리고 회전하는 일을 돕고 복직근의 수평선과 만나 마치 손가락을 편 손처럼 이를 감싸며 측복부를 지탱하는 역할을 합니다. 따라서 이 부분의 근육을 강화하면 허리선이 가늘어집니다.

내복사근은 외복사근 바로 밑에 위치하며 외복사근과 유사한 기능을 합니다.

횡복근

'거들'근육이라고도 불리는 횡복근은 복사근 밑의 두꺼운 근육으로 척주에 붙어 있습니다. 횡복근은 복부 아랫부분과 골반 장기들을 지지하고 척주를 고정시키는 역할을 하는데 이 밖에도 횡복근을 꼭 단련해야 하는 몇 가지 이유가 있습니다. 횡복근을 강화하면 등 아랫부분의 통증이 사라지고 요실금도 방지해 줍니다. 또한 마치 치약을 짤 때처럼 횡복근 근육이 내장에 압력을 가하기 때문에 장운동도 도와주고 배를 평평하게 만들어 줍니다.

한편 임신한 여성의 경우에도 횡복근을 잘 조절하면 많은 혜택을 볼 수 있습니다. 강화된 횡복근이 골반에 있는 태아의 무게를 감당할 수 있게 하기 때문입니다. 또한 횡복근은 출산 시 태아가 자궁 밖으로 잘 나오도록 도와줍니다.

특별히 복부를 운동시키는 코어 프로그램의 운동 동작으로는 기초코어의 밸리 블래스터, 중급코어의 데드버그 운동과 인어운동, 그리고 고급코어의 더블 데드버그 운동과 고급 인어운동이 있습니다. 이들 운동은 특히 물건을 들거나 옮기고 몸을 뻗는 등 일상생활에서 필요한 동작에 알맞도록 복부를 단련시킵니다.

복부 근육이 제대로 기능하지 못할 때 발생하는 문제들은 다음과 같습니다.

복부 기능장애의 증상과 징후
아랫등 부위의 통증
움직일 때 옆구리에 따끔거리는 통증

방광 조절 장애

흔한 병명
추간판 탈출증
복직근이개
요실금
반복적인 등 근육의 좌상
불규칙한 다리 경련

무리한 운동은 그만!

아래 운동은 모두 복부 근육을 강화하는 운동입니다. 그러나 동시에 위험성도 높습니다. 머리를 지나치게 앞으로 당겨 어깨 위에 통증을 유발할 수도 있고 복부 근육을 오히려 약화시켜 배가 주머니 모양으로 부풀어 오를 수도 있습니다. 다른 문제점으로는 골반저에 과도한 압력을 가함으로써 요실금 현상을 일으킬 수 있다는 점입니다.

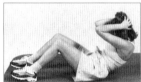 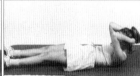 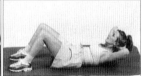

골반저

41세의 레아는 가끔씩 아랫등에 생기는 통증을 호소했습니다. 그러나 더 큰 문제는 방광 조절 능력이 떨어진다는 점이었습니다. "믿을 수가 없었어요. 나이든 여자들한테만 생기는 병이라고 생각했거든요. 산부인과 의사는 몸 전체를 검사하고 나더니 신체적으로는 아무 문제가 없다고 했어요. 이해가 안 갔습니다. 모든 것이 정상인데 왜 이런 문제가 생기겠어요."

그런데 레아가 겪고 있는 요실금 문제의 원인은 뜻밖에도 흔히들 하는 복부운동을 반복한 데서 비롯되었다는 사실이 밝혀졌습니다. 복부근육 강화

운동을 10년 동안 충실히 해왔지만 기침이나 코를 풀 때, 심지어는 웃을 때도 약간의 요실금 현상이 있었던 겁니다.

저는 레아에게 지금 하는 '윗몸 일으키기'를 그만 두고 대신 코어 프로그램의 데드버그로 운동하라고 권했습니다. 덕분에 그녀는 골반저에 압력을 주는 일 없이도 복부근육을 강화할 수 있었습니다. 요실금 문제는 사라졌으며 물론 재발하지도 않았습니다.

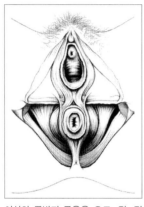

여성의 골반저 근육은 요도, 질, 직장을 둘러싸서 지지하고 있습니다.

골반저는 3개의 근육과 질, 그리고 항문 주위의 연결된 조직들로 이루어져 있습니다. 골반저는 항문 괄약근과 요도 괄약근을 조절합니다(요도 괄약근은 소변줄기를 멈추거나 오르가슴 동안 수축하는 근육입니다). 또한 골반저는 장바구니처럼 치골과 꼬리뼈 사이의 모든 장기를 지지하는 역할을 합니다. 따라서 장바구니 밑바닥처럼 골반저 구조의 바닥 역시 매우 튼튼해야 합니다.

골반저를 강화하게 되면 성적 만족도가 높아질 뿐만 아니라 흔히 생기는 요실금과 같은 증상도 예방할 수 있습니다. 골반저 강화운동이 흥미를 끄는 이유 중 하나는 노년층뿐 아니라 젊은 여성들 사이에도 건강상태에 상관없이 요실금 현상이 많이 나타나기 때문입니다. 지나치게 운동을 많이 하는 여성들 가운데는 운동 중 약간의 소변을 흘리게 된다고 합니다. 최근 연구에 의하면 18세에서 21세 사이의 다양한 운동선수 144명 가운데 28퍼센트가 이런 증상을 경험했다는 사실이 밝혀졌습니다.

화장실을 자주 가면 안 되는 이유

여성의 방광은 400ml의 소변을 저장할 수 있으며 하루에 7~9번가량 비워야 합니다. 그러나 많은 여성들이 방광이 찰 때까지 기다리지 않고 지나치게 자주 화장실을 사용합니다. 방광은 근육에 의해 조절되는데 충분한 양의 소변이 차기 전에 방광을 비우면 결과적으로 방광을 약화시킵니다. 따라서 필요 이상으로 지나치게 화장실 가는 것은 삼가는 편이 좋습니다.

골반 강화

코어 프로그램은 적절한 골반 조절 능력을 키워줍니다. 그러나 골반을 더욱 강화하고 싶다면 케겔(Kegel) 같은 운동을 함으로써 요도 괄약근을 강화할 수 있습니다. 요도 괄약근은 치골미골근 근육으로도 알려져 있습니다. 케겔 운동을 시작하고 싶다면 2가지 기본 동작을 고려한 아래 지침을 준수하기 바랍니다. 다음 단계로 넘어가기 전에 각 단계를 1~2주간 실시합니다.

아래 운동은 등을 바닥에 대고 누워서 실시합니다(필요하다면 엉덩이 밑에 베개를 깔아도 좋습니다).

우선 누운 상태에서 무릎을 굽힌 다음 질 근육을 조였다 풉니다.

그 다음에는 앉아서 같은 동작을 반복합니다(극장에서, 운전 중에, 회의 중에 등, 어디서든 남모르게 할 수 있는 운동입니다).

앉아서 케겔 운동을 한 뒤에는 서 있는 자세로 넘어갑니다(슈퍼마켓에서 줄을 서서 기다리는 동안에도 할 수 있습니다).

마지막으로 바닥이나 화장실 변기 위에 앉은 자세에서 실시합니다.

1. 닫고 여는 힘

마치 꽃잎을 오므리는 것처럼 질, 요도, 직장을 둘러싸고 있는 괄약근을 수축시킵니다. 쉽게 말해 소변을 참을 때를 연상하며 질을 조였다 풀기를 반복합니다. 이때, 질 근육만을 수축하고 다리 엉덩이 근육은 움직이지 않아야 합니다. 6초간 닫고 있다가 천천히 질 근육을 엽니다. 이를 6회 반복합니다.

2. 엘리베이터

괄약근을 조이고 질과 직장 사이로 들어올립니다. 질 근육을 마치 물을 빨아올리듯이 뒤에서 앞으로 수축하고 위로 끌어올린 다음 3초간 지속하다가 천천히 다시 물을 내뱉듯이 풀어버립니다. 이 운동은 하루에 6회 실시합니다.

파트너가 필요한 케겔 운동도 있습니다. 섹서사이즈(Sexercise)란 이름이 말해주듯이 성관계를 할 때 하는 운동으로 다리를 벌리고 긴장을 푼 상태에서 질로 상대방의 성기를 가능한 강하게 조입니다. 3초에서 6초간 지속합니다. 엉덩이나 복부 근육을 사용해서는 안 됩니다. 상대방의 반응을 체크하시기 바랍니다.

올바르게 하는지 확인하기 위해서 성관계 전에 손가락 2개를 질 입구에 넣고 질을 조입니다. 압력을 느낀다면 질 근육 강화 운동을 제대로 한다는 증거입니다.

다른 보고서에 의하면 17세에서 68세 사이, 약 300명의 여성 레크리에이션 운동자 중 3분의 1이 운동 중 요실금 증상을 경험했다고 밝혔습니다. 또한 20퍼센트는 이 때문에 운동을 그만두었으며 18퍼센트는 운동방법을 바꿨다고 했습니다. 더욱 놀라운 사실은 전체 중 절반 이상이 운동할 때 패드를 착용한다는 사실이었습니다.

이런 현상이 생기는 원인은 무엇일까요? 지나친 윗몸 일으키기가 그 모든 원인은 아닙니다. 출산, 비만, 복부수술 등, 골반저와 아래 복부 근육의 근력을 상실하게 만드는 요인은 무엇이든지 요실금의 원인이 될 수 있습니다. 골반저 근육과 복부 근육이 늘어나면 요도 괄약근도 힘을 잃게 되므로 방광에 있는 소변을 참을 수 있는 능력이 줄어들게 됩니다.

2개의 코어운동이 골반저 근육에 특히 효과가 있습니다. 중급코어의 데드버그 운동과 고급코어의 더블 데드버그 운동입니다.

골반저가 제대로 기능하지 못할 때 발생하는 문제는 아래와 같습니다.

골반저 기능장애의 증상과 징후

요실금

(기침을 하거나 코를 풀 때, 또는 웃거나 달리기, 제자리 뜀뛰기를 할 때도 소변을 흘린다)

오르가슴을 느끼지 못하거나 약하다.

성관계할 때 통증이 있다.

엉덩이

32세의 발레리는 2년 전만 해도 키 170cm에 몸무게가 102kg이나 나갔습니다. 하지만 매주 2번 영양사가 챙겨주는 식단과, 매주 3번 트레이너와 운동을 하면서 거의 50kg이나 몸무게를 줄였습니다.

"좀 이상한 점이 있어요, 근데 어찌해야 될지를 모르겠어요. 전에 뚱뚱했을 때부터 제 나름대로 걷는 방법이 있었죠. 솔직하게 말하면 어기적어기적 걸었다고 해야겠죠. 다리를 든다기보다는 끌듯이 걸었으니까요. 그런데 지금은 날씬하고 마른 편인데도 여전히 그렇게 걸어요. 심지어는 아예 발을 끌다가 간신히 멈출 때도 있어요. 왜 그런 거죠?"

발레리의 문제는 생각보다 많은 여성들이 경험한 일입니다. 비만으로 고생하지 않는 많은 여성들도 하루 종일 앉아 있다보면 엉덩이 주위 근육의 불균형이 발생합니다. 걷기가 힘들어지고 뛰는 것도 어려워집니다. 서혜부 부위에 통증을 느끼는 경우도 있습니다.

　발레리에게 근육검사를 실시하자 중둔근이 약화되었음을 알 수 있었습니다. 둔부근 약화로 인해 어기적거리거나 미끄러지는 듯한 걸음걸이가 생긴 것입니다. 저는 발레리에게 척주와 엉덩이 근육을 안정시켜야 중둔근이 제대로 움직일 수 있다고 말했습니다.

　발레리는 코어 프로그램 운동으로 척주를 안정시키고 엉덩이를 스트레칭함으로써 몸통의 근육을 자극해 강화했습니다. 그 결과 보기 흉한 어기적거리는 걸음걸이는 사라졌습니다.

　둔부의 역할은 충격을 흡수하는 일입니다. 이렇게 중요한 역할을 하는 둔부는 신체 중에서 가장 강한 관절이기도 합니다. 또한 엉덩이는 똑바로 서 있을 때 몸무게를 지탱하며 골반과 함께, 걸을 때의 힘과 보폭을 조절하는 역할도 합니다. 만약 충격을 흡수하는 역할을 발목, 무릎, 척추만 담당하고 있다면 걸을 때마다 휘청거리게 될 것입니다. 똑바로 서 있을 때, 걸을 때 또는 하루 종일 앉아 있는 데서 생기는 신체의 스트레스를 엉덩이가 부분적으로 흡수하는 중요한 역할을 하니까요. 엉덩이는 골반 양옆을 구성하고 있는 뼈 3개, 즉 좌골(sitbone), 장골(hipbone), 치골(pubic bone)이 만나는 곳이기도 합니다. 그리고 엉덩이 역시 어깨의 관절와 상완관절처럼, 볼–소켓 구조로 되어 있지만 관절와 상완관절보다 훨씬 안정적이고 깊이도 깊습니다.

　코어 프로그램의 발꿈치 부딪히기와 3단계 골반 안정 운동으로 특별히 둔부 근육을 더욱 강화할 수 있습니다.

　다음은 둔부가 튼튼하지 못할 경우 생기는 문제점들입니다.

둔부 기능장애의 증상과 징후

다리 약화

엉덩이 통증

계단을 오르기가 어렵다.

등 통증

서혜부 통증
지나치게 짧은 보폭
뛰기가 어렵다.
걷는 것이 힘들다.
옆으로 눕기가 어렵다.

흔한 병명
점액낭염
건염
충돌증후군
골관절염
골다공증

무릎, 발목, 발을 포함한 다리

"저는 영화, 발레, 오페라, 콘서트라면 뭐든지 좋아해요. 하지만 지금 제 관심은 온통 제 무릎에만 쏠려 있죠. 공연장의 좁은 의자에 오래 앉아 있으려면 너무나 아파서 이제 그런 곳은 갈 수 없게 되었구요." 48세의 베키는 이렇게 말했습니다.

저는 베티의 무릎 관절이 심하게 어긋나 있음을 발견하고 코어 프로그램으로 베키에게 허벅지 근육을 강화하고 균형을 맞추게 했습니다. 또한 복부도 강화하여 무릎 관절의 위치를 바로잡았습니다. 무릎은 곧 나아서 베티는 매일 3.2km 정도를 거뜬히 걷습니다.

53세의 펜은 차에 타고 내릴 때마다 고통스러운 한숨을 내쉬어야 했습니다. 그녀는 오른쪽 무릎이 항상 아프다고 호소했습니다. "이게 나이가 든다는 뜻인 줄은 알지만 그렇게 좋아하는 볼링을 할 수도 없어요. 벌써 7년 동안이나 같은 팀에서 활동해 왔는데 말예요"라고 펜은 아쉬운듯 말했습니다. 저는 그녀에게 위쪽 무릎도 아픈지 질문했습니다. "아니오, 위쪽은 안 아픈데요."

저는 그녀에게 이렇게 대답했습니다. "오른쪽 무릎도 왼쪽 무릎처럼 안 아파야 정상입니다. 우리의 몸은 좌우대칭 균형에 맞게 나이를 먹죠. 오른쪽 무릎만 나이를 먹고 왼쪽 무릎은 그대로일 수는 없어요. 평생 한쪽 무릎만 아프거나 혹은 안 아플 수는 없는 일이에요."

이후 코어 프로그램의 강화 운동으로 펜의 오른쪽 무릎 통증은 사라졌으며 왼쪽 무릎은 더욱 튼튼해졌습니다. 펜은 이제 다시 친구들과 매주 볼링을 즐깁니다.

무릎은 경첩 관절로서, 2개의 큰 둥근 표면을 가진 대퇴골과 경골(정강이뼈)을 이어줍니다. 무릎 관절은 약간의 회전동작만으로도 앞뒤로 움직여 큰 힘을 발휘할 수 있습니다. 또한 대퇴골과 경골 사이의 연결고리 역할을 하기 때문에 안정성과 기동성을 두루 갖춰야 합니다. 이 안정성과 기동성은 대퇴사두근과 인대로부터 얻습니다. 질긴 밧줄 같은 강력한 인대 중 2개의 측부 인대는 무릎의 안과 밖을 붙잡고, 전후부 십자형 인대는 무릎 관절 내부를 십자형으로 교차하여 붙잡고 있습니다.

한편 4개의 대퇴사두근은 무릎 뼈를 같은 힘으로 잡아당기면서 무릎 뼈의 위치를 적절하게 고정시켜 무릎에 더 큰 힘과 조절력을 부여합니다. 또한 상체에 오는 충격을 흡수하는 역할도 합니다.

얇은 관절연골층은 무릎 뼈를 덮고 쿠션역할을 해 그 손상이나 파열을 방지합니다. 특히 반월상 연골은 층계를 오르내릴 때나 제자리 뛰기, 비틀기 등의 동작을 할 때 무릎에 오는 충격을 흡수하고 뼈가 서로 마찰하는 일을 막아줍니다(무릎 관절 주위의 근육이 적절한 균형을 이뤄야 반월연골과 연골의 손상을 막을 수 있습니다).

무릎에서 아래로 내려가면 취약한 발목 관절이 있습니다. 발목 뼈는 경골과 발목 관절을 구성합니다. 발목에는 각각 2개의 인대군이 있어 발목을 고정시킵니다.

마지막으로 발을 살펴보면, 발에는 26개의 뼈와 19개의 근육과 107개의 인대가 있습니다.

강철 대퇴부 만들기 운동은 기초코어 운동과 중급코어 단계에 있는 4단계 슬굴근 스트레칭 운동 중 하나로 사두근 강화에 도움을 줍니다. 고급코어에서 스쿼트(쪼그려 앉기)는 다리 전체와 특히 사두근 강화에 효과가 있습니다.

다리기능이 좋지 않을 때 발생하는 문제는 아래와 같습니다.

무릎 기능장애의 증상과 징후

무릎 또는 발목이 붓는다.

걷기가 어렵다.

다리에 무게를 싣기가 힘들다.

잠깐 가만히 앉아 있을 때도 통증이 있다.

제자리 뛰기를 할 수 없다.

다리가 약하다.

층계를 올라갈 때 통증이 있다.

무릎을 꿇기가 힘들다

무릎 뼈에서 소리가 난다.

부딪히는 소리가 난다.

불안정하다.

흔한 병명

연골 파열

인대 염좌

전십자인대

연골연화증

슬개대퇴 증후군(Patellofemoral dysfunction)

슬와부 근육 긴장

골관절염

건염

발목 기능장애의 증상과 징후

부종

통증

약화

흔한 병명

아킬레스건 파열

염좌

좌상

건염

발뒤꿈치의 골극

발목 뒷부분 변형(runner's bump pump)

발 기능장애의 증상과 징후

발뒤꿈치 통증

발가락 통증

걸을 때 통증이 생긴다.

서 있을 때 통증이 있다.

비정상적인 걸음걸이

화끈거리는 통증

따끔거리는 저림

흔한 병명

건막류

굳은살

발가락 망치모양 변형

모튼 신경종

족저 근막염

자, 지금까지 우리 신체의 핫스팟, 즉 문제 부위와 그리고 그것 때문에 어떤 문제가 발생하는지를 알았습니다. 이제는 문제를 해결하기 위해 어떤 조치를 취해야 할 때입니다. 코어 프로그램을 시작하는 데 좀 더 용기와 사기 진작이 필요하신 분은 제6장부터 읽기 바랍니다. 코어 프로그램이 어떻게 모든 여성에게 도움을 주는지 다시 확인할 수 있습니다.

나이, 체형, 체격, 운동량에 상관없이 여성이라면 누구나 코어 프로그램의 효과를 인정합니다. 마음의 준비가 되신 분은 기초코어로 넘어가셔도 좋습니다. 이제 강한 코어를 만들기 시작합시다.

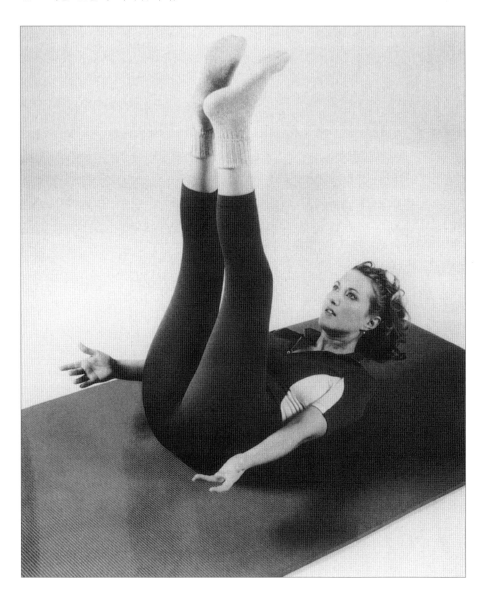

당신도 변할 수 있다

제6장 몸은 마음을 따라간다

코어 프로그램 : 바로 당신을 위한 프로그램

코어 프로그램에는 많은 장점들이 있습니다. 그렇지만 그 가운데 가장 중요한 사실은 코어 프로그램이 모든 여성들을 위한 운동이라는 점입니다. 혹시 몇 년간 운동을 하지 않았고 체육관에 가는 걸 생각조차 안 해본, 운동의 문외한이라 하더라도 걱정할 필요가 없습니다. 코어 프로그램은 누구나 어디서든 할 수 있으니까요.

만약 당신에게 집이 가장 편안한 장소이면 바로 당신의 집이 운동하는 데 최적의 장소입니다. 일단 시작해 보면 매우 짧은 시간 안에 자신이 이뤄낸 일에 깜짝 놀랄지도 모릅니다.

혹시 점점 비만에 가까워지고 과(過)체중 때문에 질병이나 통증이 생겼다면, 이제 코어 프로그램에게 맡기십시오. 심각한 과잉체중의 여성들도 코어 프로그램을 통해 무리하게 체중을 줄이지 않고도 불균형한 근골격의 균형을 잡아줌으로써 효과를 얻을 수 있습니다.

그리고 나이가 너무 많다고 걱정할 필요도 없습니다. 80대의 환자들도 코어 프로그램을 포기하지 않고 꾸준히 하고 있습니다. 운동을 하면 할수록 활동성이 늘고 자세가 좋아지고 힘이 더 강해지므로 포기할 이유가 전혀 없기 때문이죠.

혹시 규칙적으로 에어로빅이나 웨이트 트레이닝을 하고 있다면 그 노력에 갈채를 보냅니다. 그리고 운동을 꾸준히 지속하기 바랍니다. 그러나 이미 운동을 하고 계신 분도 코어 프로그램을 시작해 보십시오. 부상을 방지하는 역할을 하는 코어 프로그램은 어느 운동 프로그램에나 이상적인 보완 프로그램의 역할을 담당합니다.

하지만 일단 코어 프로그램을 시작하면 그 이외의 다른 운동은 하지 않아도 좋습니다. 코어 프로그램만으로도 신체에 필요한 가장 핵심적인 이점들을 모두 얻을 수 있기 때문입니다.

앞서 말한 내용으로도 동기부여가 충분치 않다면 코어 프로그램이 일상생활에서 단순한 기분만이 아니라 실제로 당신의 모든 행동방식을 바꾼다는 점을 명심하기 바랍니다. 코어 프로그램은 관절을 보호하는 동시에 가장 이상적으로 근육을 강화시킴으로써, 필요로 하고 원하는 방향으로 신체가 움직일 수 있도록 몸을 회복시킬 수 있습니다.

새로운 무언가를 시작하게 되면 시간을 할애하는 일 말고도 여러 가지 핑곗거리가 생깁니다. 매일 아침 자명종이 울리는 순간부터 여성들은 온갖 일에 둘러싸이죠. 생계를 위한 직업, 아이들의 등교 준비, 만원버스, 회사에 제출해야 할 서류들과 사람들과의 약속…, 여기에 더해 아이의 야구경기 시합일이 언제인지, 가족들이 모두 좋아하는 음식으로 냉장고를 채워두었는지 생각하며 하루를 보냅니다. 이렇듯 여성들의 일과는 하루를 마칠 때까지 숨을 헐떡거리며 노력해야 하는 일이 대부분입니다.

하지만 바로 이런 핑곗거리가 코어 프로그램이 필요한 이유입니다. 하루에 15분씩, 일주일에 최소 다섯 번이면 가능합니다. 이 15분의 효과는 엄청납니다. 코어 프로그램으로 하루 동안 필요한 에너지를 얻을 수 있고 앉을 때나 일어설 때, 걷거나 물건을 들어올릴 때 느끼던 불편함은 사라지며 모든 통증으로부터 자유로워집니다. 그리고 몸 어딘가에 무리가 가지 않을까 걱정하지 않고서도 해야 할 일들을 편히 할 수 있으며 요란한 하루일과를 마친 뒤 숙면을 취하고 새로운 하루를 위해 재충전된 상태로 기분 좋게 잠에서 깰 수 있습니다.

"전 항상 일하고 있어요. 종일 근무에 남편과 10살도 안 된 두 아이까지 돌보다 보면 나 자신을 위한 시간을 내기가 결코 쉬운 일이 아니죠." 37세의 캐서린이 하는 말입니다.

"하지만 전 코어 프로그램이 이따금씩 나타나는 통증을 완화시킬 뿐 아니라 제게 활력을 준다는 사실을 알게 됐어요. 그리고 코어 프로그램은 직장에 늦을까봐 서두르느라 아침 운동을 거른 날에도 일과 중에 부담 없이 보충할 수 있어요. 전 사무실에서 문을 닫아놓고 운동을 합니다. 때론 회사 체육관을 이용하기도 하구요. 나 자신을 위해 15분 정도를 쓴다는 건 전혀 이기적인 것이 아니죠. 많은 사람들이 나의 민첩함과 강인함에서 이득을 얻으니까요. 또 한 가지 더 말하고 싶어요. 제 몸은 생각지도 못했던 방향으로 아름답게 변했습니다. 허리둘레가 줄었고 허벅지와 팔뚝의 선이 살아났죠. 포기하고 있던 부위를 원래대로 돌려놓을 수 있었어요. 보세요. 지금 전 엉덩이의 옆선을 따라 굴곡이 진 섹시한 몸매를 갖게 되었죠. 그러니 제가 왜 코어 프로그램을 그만두겠어요?"

코어 프로그램 엿보기

코어 프로그램의 첫 단계는 다음 단계로 넘어가기 전까지 최소한 3주는 시행해야 합니다. 하지만 자신의 몸에 생기는 변화를 알아차리는 데는 그리 오랜 시간이 걸리지 않습니다. 첫 일주일만으로는 별로 변화가 생기지 않았다고 생각할 수도 있습니다. 그렇지만 얼마 지나지 않아 자신의 몸이 좋아졌음을 느낄 수 있습니다. 그리고 2주 후에는 중력에 반하여 체중을 이용함으로써 몸에 생기는 변화를 볼 수 있습니다. 그때 당신은 더 강해지고 자신의 몸이 할 수 있는 일에 대한 자신감이 생기면서 중급코어 단계를 시도하고 싶어질 것입니다.

중급코어 프로그램은 기초코어 운동을 기반으로 합니다. 기초코어를 통해 강해진 힘과 유연성으로 몇 가지 더 어려운 단계의 운동을 할 수 있고 향상된 동작 범위로 다른 운동들을 반복하여 거의 어려움 없이 새로운 운동을 할 수 있을 겁니다.

중급코어 프로그램 역시 최소 3주간 실시해야 합니다. 단계를 거치면서 몇 가지 운동에서는 1파운드(최대 2파운드, 1파운드 = 0.45kg)의 발목 웨이트(발목 부착용 모래주머니)를 사용하게 됩니다. 이를 통해 엉덩이 사이즈를 줄일 수 있으며 다리선의 윤곽도 분명해집니다. 그리고 지방이 있던 자리가 근육으로 바뀌면서 더 강해지고 건강해지며 균형이 잡힙니다. 이렇게 3주가 지나면 이제 여러분은 고급코어를 향한 준비가 되어 있음을 깨닫게 됩니다.

고급코어는 코어 프로그램의 가장 상위단계로 이 프로그램의 궁극적인 목적에 도달할 수 있는 운동들로 이루어져 있습니다. 이 단계에서는 0.9kg(최대 2.3kg)의

앵클 웨이트를 사용하며, 0.9kg(최대 2.3kg)의 아령을 사용할 수도 있습니다. 이를 통해 당신은 힘과 체력이 놀랍게 증가하고 훌륭한 조정효과를 얻을 수 있습니다. 또한 이런 웨이트 운동은 신진 대사율을 높여 여러분이 앉거나 눕는 등, 어떤 일을 하든 상관없이 더 많은 열량을 소비하게 만들어 쉽게 몸무게와 허리둘레를 줄일 수 있게 합니다. 동시에 같은 무게의 근육보다 많은 공간을 차지하던 지방세포가 감소하여 더욱 균형잡힌 몸매를 만들 수도 있습니다.

프로그램에 조금만 익숙해지면, 코어운동은 단 몇 주 이내에 머리를 빗는 일처럼 일상적인 일로 바뀝니다. 여러분은 매번 운동할 때마다 '기분 좋구나!' 하고 느끼는 새로운 취미가 생길지도 모릅니다. 결국 여러분은 매일 코어 프로그램 운동 시간을 기다리고 앞으로도 평생 코어 프로그램 운동을 계속하게 될 것입니다. 물론 외모도 아름답게 변해 행동과 생각에 자신감이 넘칠 겁니다.

"코어 프로그램을 시작하기 전엔 항상 등이 약했어요."
40세의 제니스 씨는 말합니다.
"규칙적으로 체육관에서 운동을 했었는데도 10분 이상 서 있으면 항상 등이 아팠어요. 그래서 전 제 운동 방식에서 무언가 빠져 있다는 걸 깨달았고 결국 코어 프로그램이 그 부족한 부분을 채워 주었죠."
제니스 씨의 말이 맞습니다. 코어 프로그램은 혈액순환을 원활하게 하고 근육에 영양을 공급해 그녀의 등 근육을 단련했습니다. 동시에 그녀는 척추 뼈 사이의 공간을 넓히는 스트레칭을 함으로써 신경에 가해지는 압박도 줄였습니다.

필요한 준비물

코어 프로그램을 시작하는 데 필요한 준비물은 운동용 매트와 운동하기에 편안한 복장(신발은 필요하지 않아요!)이 전부입니다.
중급과 고급코어 프로그램으로 단계를 높이려면 아령과 발목 웨이트(발목 부착용 모래주머니)만 준비하시면 됩니다.

아령(플라스틱 소재가 좋고, 움직이지 않도록 윗부분이 각이 진 제품을 권합니다)

아령을 대신할 목적으로 플라스틱 물병과 같은 대용품을 사용하지 마십시오. 0.45kg 이상 되는 대용품들은 너무 크고 다루기도 쉽지가 않습니다. 아령으로 해야 무게가 적당한지 알 수 있습니다.

발목 웨이트(발목 부착용 모래주머니)

발목 부착용 모래주머니에는 두 종류가 있습니다. 그중 하나는 쇠막대를 따로 넣는 칸이 달린 제품입니다. 이것은 발목대에 쇠막대를 붙이거나 떼서 중량을 조절할 수 있습니다. 다른 제품은 1.7kg이나 2.3kg으로 무게가 일정하게 정해져 있습니다.

코어 프로그램을 일상으로 만드세요

코어 프로그램을 시작하기로 결심하셨습니까? 여기 코어 프로그램을 계속 해나 갈 수 있도록 당신을 도와줄 세 가지 손쉬운 방법이 있습니다.

코어 프로그램에 최우선권을 두자

달력을 보십시오. 누구나 아마 빨간펜으로 표시된 중요한 날짜에 더 관심을 가질 것입니다. 자, 여기에 코어 프로그램을 추가하고, 큰 동그라미로 표시하십시오. 코어 프로그램을 시작한다면 이제 스스로를 돌보기로 했다는 의미입니다. 이 15분이 여러분을 육체적으로나 정신적으로 다시 젊게 만들어 줍니다. 여러분은 매일 이 15분을 가질 자격이 있습니다. 15분의 코어 프로그램은 자신을 아끼고, 스스로를 사랑하고, 자기의 몸을 존중하는 일입니다.

운동할 시간을 선택하세요

코어 프로그램에 습관을 들이려면, 적당한 시간을 정해 표시하시기 바랍니다. 환자분들 중 몇 분은 하루의 스트레스를 풀기 위해 잠자리에 들기 전 2~3시간 운동하기를 좋아하고 어떤 사람들은 저와 마찬가지로 방해받지 않고 운동할 수 있는 아침 시간을 선호합니다. 선택은 여러분이 하시기 바랍니다. 새로운 운동을 꾸준히 해나

갈 수 있도록 돕는 좋은 방법은 항상 같은 장소에서 운동하는 습관입니다. 단, 배가 부르고 나태해지는 식사 직후에는 코어 프로그램을 하지 마시기 바랍니다. 또한 잠자리에 들기 직전에는 금물입니다. 운동이 호르몬 생성을 자극해서 잠을 방해할 수도 있습니다.

필요하다면 함께 할 사람을 구하세요

많은 여성들이 혼자 운동하길 좋아하지만 함께 운동하기를 더 좋아하는 여성들도 있습니다. 비록 같이 코어 프로그램을 하진 못하더라도 옆 동네의 친구도 코어 프로그램을 한다는 사실이 동기부여가 될 수 있습니다. 어떤 여성들은 회사에 '코어' 모임을 만들어 하루 중 특정 시간에 함께 운동을 하기도 합니다. 이웃과 함께 시간을 내어 하는 분들도 있습니다. 또한 아이들과 남편이 모두 모이는 가족 시간에 운동시간을 두는 분들도 있습니다.

당신이 운동을 중단해야만 할 때

비상식적인 운동은 금물입니다. 몸이 무척 아픈데 억지로 운동을 해서는 안 되겠죠. 그리고 어떤 통증이나 마비, 혹은 콕콕 찌르는 듯한 느낌이 2주 정도 지속된다면 반드시 의사와 상의해야 합니다.

목표를 정하세요

단기 목표를 달성해 내면 정신적으로 더 강해지고 용기를 북돋울 수 있습니다. 다음은 겨우 몇 주 내에 당신이 성취할 수 있는 것들입니다(물론 이외에도 많습니다).

- 멈추지 않고 3km 걷기
- 팔의 선 살리기
- 두 살이 넘은 아이 들어올리기
- 다리의 선 살리기

- 무릎의 통증 없이 계단 오르내리기
- 허리둘레 줄이기
- 아이들과 축구하기
- 동창회에서 신나게 춤추기
- 18홀 골프 코스 돌기
- 아침에 개운하게 일어나기

무엇이 가뿐한 기분과 올바른 신체 기능을 가능하게 할까요?

실력 있는 육상선수 보니는 마라톤을 준비하던 중 저와 만나 코어 운동을 하게 됐습니다.

"전 수년간 운동을 해왔어요"라고 28살의 보니는 말했습니다.

"그리고 항상 남자들이 더 빨리, 오래 뛸 수 있는 이유가 뭔지, 그리고 내가 남들을 능가할 수 있는 방법이 뭔지를 알고 싶었어요."

그녀는 저의 도움을 받아 코어 프로그램을 통해 자신의 슬개골을 직선상태로 유지해 주는 넓적다리 바깥쪽과 안쪽을 강화했습니다. 그리고 엉덩이 근육과 오금의 근육, 둔부의 모든 근육들을 단단하게 단련하여 척추도 안정시켰습니다. 그녀는 다음번 시합에서 우승했고 다음과 같이 말했죠. "비밀병기를 갖은 느낌이에요."

근육을 단련하세요 : 관절에 무리가 가지 않도록 하세요

처음 코어 프로그램을 시작할 때는 운동하면서 가벼운 통증을 느낄 수도 있습니다. 하지만 이 느낌은 15분이 지나면 사라집니다. 코어 프로그램이 관절의 부상을 막고 기존의 통증을 완화시키기 때문이죠. 운동을 하는 도중이나 끝내고 난 후에도 관절에는 전혀 통증이 없습니다.

동기부여는 계속되어야 한다!

　운동을 하기로 결심하고 꾸준히 하다가도 해야 할 일들이 '너무 많다'고 느껴지면 도중에 포기하는 경우가 많습니다.

　운동을 건너뛰었을 때 스스로 마음을 편하게 하는 변명들은 많습니다. 예를 들어 과중한 업무량이나 육아문제를 들 수 있겠죠. 물론 운동을 정말 할 수 없는 불가피한 이유도 있습니다. 다음은 너무 자주 핑곗거리가 생기는 일을 예방하기 위한 몇 가지 제안입니다.

- 코어 프로그램은 스트레스를 풀어주는 운동이지 스트레스의 원인이 아니라는 사실을 명심하세요. 그리고 자신에게 너무 엄격해지지 마십시오. 계획한 일을 하지 않았다고 하여 앞으로의 모든 희망이 사라지는 것은 아닙니다. 최대한 빨리 원래의 계획으로 돌아가세요.
- TV를 켜세요. TV에서 무엇이 나오는지 주의를 기울이지 않더라도 가끔은 소음도 도움이 됩니다.
- 만약 음악에 맞춰 코어 프로그램을 한다면 음악을 자주 바꿔보세요.
- 47~53페이지의 자가진단을 다시 한 번 해보시고 스스로 얼마나 진전되었는지 그 놀라움을 경험해 보세요.

인생을 바꿀 시간

　이제 다음 페이지에서 읽게 될 내용은 여러분이 남은 인생 동안 건강과 아름다운 외모를 얻고, 또 유지하도록 도와줄 코어 프로그램입니다.

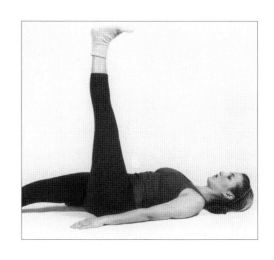

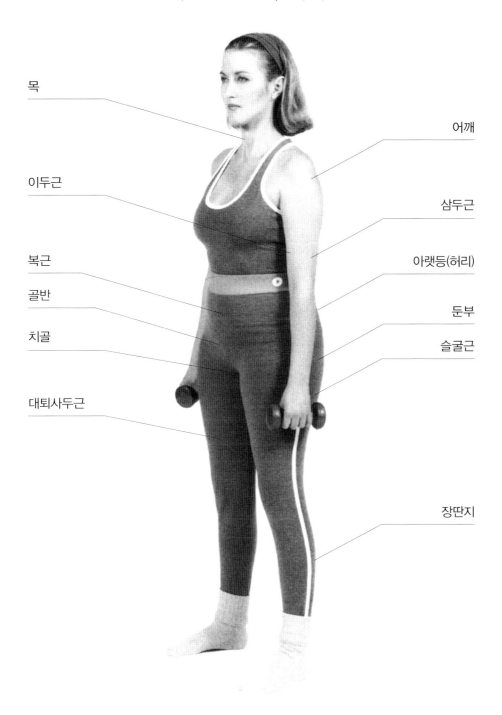

〈주요 근골격 명칭〉

목

이두근

복근

골반

치골

대퇴사두근

어깨

삼두근

아랫등(허리)

둔부

슬굴근

장딴지

코어 프로그램 시작하기

제7장 기초코어(The Core Foundation)

지금부터 소개할 몇 가지 운동들은 당신이 평생 동안 몸의 동작과 체형을 바로잡고 자기 몸에 대한 생각마저도 바뀌게 해줄 것입니다. 이 운동들은 몸의 균형을 되찾고 근육의 유연성을 높여 몸 전체를 튼튼하게 할 목적으로 개발되었기 때문에 체형을 다듬고 근육을 강화시키는 데 상당한 효과가 있습니다. 또한 곧은 자세와 근육발달에 도움이 되며 전체적으로 균형 있는 체형과 매끄러운 몸매를 만들어 줍니다.

여기서 소개하는 운동들은 간단히 말하면 근육을 수축한 뒤 이완하는 과정입니다. 예를 들어, 일과를 마치고 어깨에 긴장이 느껴지면 사람들은 본능적으로 기지개를 펴며 근육을 스트레칭하지만 이 책의 접근 방법은 이와 반대입니다. 먼저 근육을 수축시키고 자연스럽게 이완의 효과를 노리는 것이죠. 즉 어깨를 올린 자세에서 최소 6초 정도를 정지한 후 서서히 긴장을 풀어주어 어깨 결림 현상을 완화하는 것입니다.

한편 근육을 강화하는 것뿐만 아니라 관절을 가지런하게 만드는 것도 부상을 방지하는 데 효과가 있습니다. 관절의 균형이 잡히면 몸의 움직임이 원활하고 자유로워지고 관절이 정위치를 잡게 되면 관절 윤활액의 흐름도 원활해지기 마련입니다.

운동의 순서와 각 운동의 반복 횟수는 그동안 치료했던 환자들의 사례를 근거로 합니다. 예를 들어 앞의 여러 장(章)에서 언급되었던 '헤드 투 토우 준비운동'부터 기초코어 프로그램은 시작됩니다.

몇 가지 간단한 동작으로 된 헤드 투 토우 준비운동은 짧은 근육을 늘여주고 늘어난 근육은 강화되어 균형을 잡아줌으로 코어 프로그램의 효과를 모두 얻을 수 있도록 준비하는 운동입니다.

코어 프로그램은 최소 반복운동으로 약해진 근육을 스트레칭하고 강화하여 기존의 튼튼한 근육과 조화를 이루는 데 효율적이며 효과적입니다.

이 중 기초코어는 정적(靜的) 근육수축 운동이라고도 하는 등척성 운동[2]이 대부분으로, 근육이 붙어 있는 관절을 움직이지 않으면서 근육을 수축시켜 줍니다. 그리고 이 등척성 운동은 근섬유를 최대로 모아주는 동안 관절이 움직이지 않으므로 관절에 무리를 주지 않으면서 근육을 최대로 수축시키는 가장 안전한 방법입니다. 코어 근육을 등척성 운동으로 강화하는 것은 척추를 안정시키는 효과가 있습니다.

한편 등장성 운동[3]은 주로 팔다리를 운동시키는 방법으로, 근육과 관절을 동시에 사용하게 되는데 역기운동이 대표적인 예입니다. 역기운동은 관절이 움직일 때 약한 근육이 관절을 안정적으로 지지하지 못하면 부상을 입기가 쉽습니다.

하지만 코어 프로그램은 등척성 운동이 중심이기에 관절 부상의 염려가 없습니다. 그리고 운동 중 긴장된 근육을 스트레칭하면서 생길 수 있는 통증도 금새 가라앉습니다(통증이 2주 이상 계속되면 의학 전문가의 조언을 구해야 합니다).

핵심개념

척추의 안정성 확보를 위해 복근을 강화한다

코어 프로그램의 가장 큰 장점 중 하나는 복근을 효과적으로 강화하는 데 있습니다. 가장 효과적인 복근강화 운동은 아래 세 단계입니다.

1. 치골(골반을 형성하는 엉덩이 뼈의 앞쪽과 아래 부위를 차지하는 뼈)을 위로 들어 배꼽 쪽으로 기울이고 배꼽은 척추 쪽으로 당겨줍니다. 이 운동은 하복부 근육을 강화합니다.
2. 갈비뼈를 배꼽 쪽으로 당기면 등이 펴지는데 이 운동은 상복부 근육을 강화합니다. 어깨와 머리는 매트 위에 가만히 두어야 합니다.

---

2) 등척성 운동: 정적인 운동으로 근육의 수축은 일어나나 부하의 이동이 없고 전체 근육의 길이가 변하지 않는 운동.
3) 등장성 운동: 운동범위의 처음부터 끝까지 운동의 속도는 상관없이 일정한 무게의 부하로 움직이는 운동.

3. 첫 번째 운동을 반복합니다. 이 운동의 목적은 횡복근을 강화하여 운동의 효과를 높이기 위함입니다. 이 운동은 복근강화뿐만 아니라 골반상의 근육강화에도 도움이 됩니다.

효율성을 높여라!

운동 시간의 효율성을 극대화하기 위해 다음의 지침들을 지켜야 합니다.

천천히 끈기 있게 운동하라
근육을 천천히 움직일수록 운동의 효과는 커집니다. 또한 운동을 하면서 서두르면 부상을 입을 수도 있습니다.

동작을 크게 하라
각 운동의 동작을 최대한 크게 합니다. 가능한 많은 근육을 움직여야 수축 긴장된 근육이 이완됩니다. 동작을 작게 하면 근육의 유연성이 떨어집니다.

최소 6초간 정지하라
대부분의 운동은 일정한 정지동작을 하게 됩니다. 그때 근육을 긴장시키고 6초 정도 숨을 내쉰 뒤 정지동작을 풀어 줍니다. 큰 소리로 숫자를 세면 끝까지 견디는 데 도움이 되며 자연스레 숨을 내쉬게 되는 효과도 있습니다.

최소 6초 정도를 정지하는 이유는 신경신호가 뇌에까지 전달되는 시간과 관계가 있습니다. 근육을 6초 이상 정지한 후 이완할 경우 최대 이완효과를 올릴 수 있기 때문입니다.

절대 호흡을 멈추지 마라
힘을 쓸 때 일어나는 일반적인 반응으로, 대부분 사람들이 운동 중 무의식적으로 숨을 멈춥니다. 하지만 운동 중 호흡을 멈추게 되면 근육경련이 일어나고 혈액이 심장으로 돌아오지 못하게 막아 운동에도 지장을 줍니다. 따라서 매번 운동을 시작할 때 호흡에 신경을 써서 지속적으로 호흡을 하며 힘을 줄 때도 숨을 내쉬어야 합니다. 한편 코를 통해 숨을 내쉬고 들이마셔야 공기를 깨끗하게 거를 수가 있다는 점을 명심합시다. 입을 통해 호흡할 경우 오염된 공기를 마시게 됩니다.

복식호흡을 하라

코어 프로그램을 시행하는 중에는 정상적인 호흡과 아울러 복식호흡을 실시해야 합니다. 따라서 모든 코어 프로그램에는 복식호흡을 포함합니다.

복식호흡은 숨을 깊이 들이마셔 폐 바로 아래에 위치한 횡경막을 아래로 밀어내고 이로 인해 배가 앞으로 나오면서 가슴에 부분적인 진공상태가 만들어지면 그 자리에 재빨리 공기가 들어오는 호흡방법입니다(날숨에서는 횡경막이 제자리로 돌아가면서 공기를 배출합니다). 이런 복식호흡은 아랫등의 근육을 확장하여 근육의 긴장을 풀어주고 반복함으로써 심장, 허파, 위, 방광의 근육을 이완시켜 줍니다. 또한 복식호흡은 스트레스 감소에 즉효입니다. 두통과 피로를 감소시키고 감정의 균형을 잡아 집중력을 높입니다.

때문에 복식호흡은 코어 프로그램을 시행하지 않는 일과 중에 실시하여도 큰 효과를 볼 수 있습니다. 복식호흡법의 구체적인 방법은 다음과 같습니다.

- 앉거나 누워 손바닥을 배꼽과 갈비뼈 사이 위에 대고 1-2-3-4를 세면서 깊이 숨을 들이마십니다. 횡경막으로 호흡하게 되면 배가 손바닥을 밀어내는 느낌이 날 겁니다. 들숨을 6초간 멈춥니다. ❶
- 8까지 세면서 숨을 천천히 내쉽니다. 배가 내려와 평평해지면서 손바닥이 내려갑니다. ❷
- 매 시간마다 2~4회씩 코를 통해 호흡하는 복식호흡을 실시합니다. 횡경막을 이용해서 천천히 숨을 내쉬면 몸의 긴장이 풀어지고 긴장한 근육도 이완될 겁니다.

실시 전 주의사항

기초코어의 모든 동작은 특별히 자세를 언급하지 않을 경우, 누운 자세에서 턱을

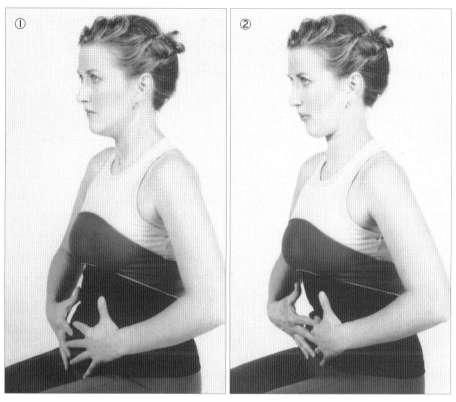

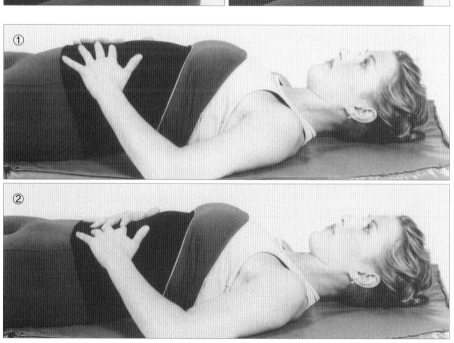

안으로 당기고 배를 불룩하게 내밀어 골반을 약간 든 자세를 기본으로 합니다. 각각의 동작은 사진을 참고하여 어떤 순서로 이어지는지 살펴보고 본문에 제시된 자세, 동작, 도움말, 연속동작, 주의 등을 참고하여 차근차근 따라합니다.

한편 47~53페이지에서 실시한 자가진단에 합격점을 받은 사람이라 해도 기초코어 과정부터 시작해야 합니다. 일반적으로 3주를 실시해야 하지만 자가진단에 합격한 경우는 1주 정도로 기초코어 과정을 마치고 중급 과정을 시작해도 됩니다.

the core foundation

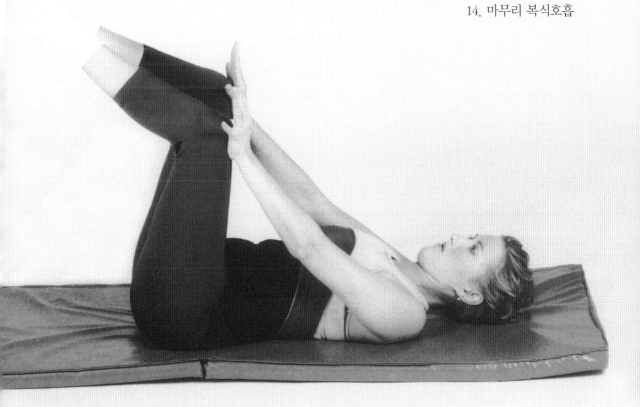

exercise 1. 헤드 투 토우 준비운동

목적 이 준비운동은 목, 어깨, 윗등, 아랫등, 골반 주변, 다리를 대상으로 합니다.
위에서부터 아래까지 몸 전체를 스트레칭하면 척추 관절의 경직 해소에 도움이 됩
니다. 이 준비운동은 근육긴장을 풀어주는 데 그 목적이 있습니다.

자세
- 턱을 끌어당긴 상태로 머리를 매트에서 떼면 안 됩니다.
- 운동을 하는 동안 어깨를 매트에서 떼면 안 됩니다.
- 아랫등을 매트에 편편하게 대고 무릎은 살짝 들어 엉덩이에 힘을 줍니다.
- 다리 근육을 확실히 스트레칭하려면 발을 움직일 때 무릎 뒤를 매트에 바짝 붙
  입니다.

시작 등을 대고 누운 자세로 다리를 곧게 펴고 손바닥을 위로 향한 채 양손을
양옆에 가지런히 놓습니다.

다리 경련 완화법

헤드 투 토우 준비운동은 취침 중에 발생하는 다리나 발의 경련을 완화하거나 예방
하는 데 큰 효과가 있습니다. 경련의 원인은 근육의 긴장으로 등이나 다리의 혈액순
환이 원활하지 못해 신경을 압박하면 일어납니다. 신경에서 근육으로 가는 전기신호
의 흐름이 방해받는 것이죠. 다리 경련을 예방하려면 취침 전에 헤드 투 토우 준비
운동을 10회 정도 실시합니다.

동작

▪ 목 당기기

턱을 가슴 쪽으로 끌어당겨 뒷목을 늘려줍니다. 여섯까지 큰 소리로 센 후 풀어줍니다. ❶

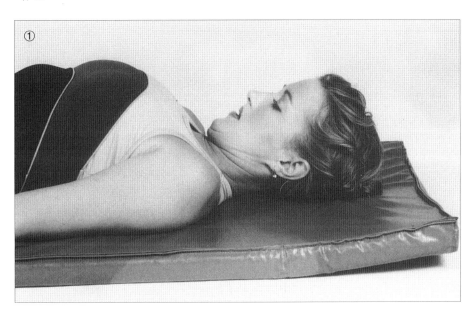

▪ 어깨 누르기

양 어깻죽지를 매트에 대고 누릅니다. 여섯까지 큰 소리로 센 후 풀어줍니다. ❷

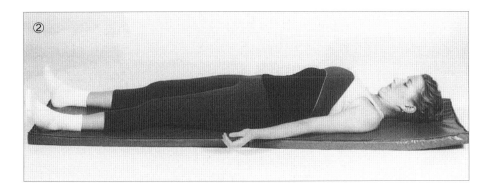

▪ 갈비뼈 당겨 내리기

헛기침을 하여 갈비뼈를 등 쪽으로 당기고 횡복부 근육을 수축합니다. 여섯을 큰 소리로 헤아린 후 풀어줍니다.

▪ 골반 기울이기

골반을 배꼽 쪽으로 기울이고 복근을 수축한 채 아랫등(엉덩이 바로 윗부분)을 매트에 편편하게 밀착합니다. 여섯을 큰 소리로 헤아린 후 풀어줍니다. ❸

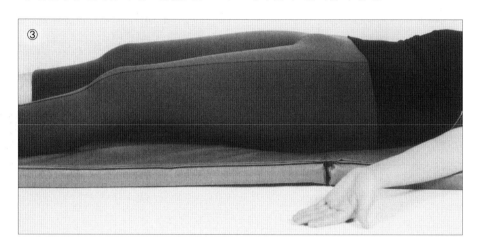

▪ 무릎 누르기

다리를 최대한 쭉 편 상태에서 무릎 뒤를 매트에 밀착시키고 발끝을 머리 쪽으로 굽힙니다. 여섯을 큰 소리로 센 후 풀어줍니다. ❹

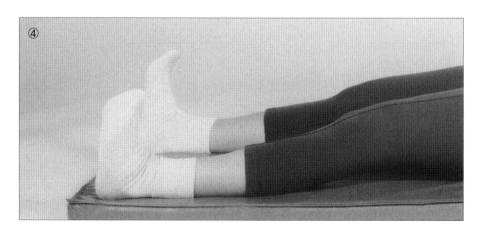

도움말 처음 시행할 경우 어깻죽지가 어느 정도 불편할 수 있습니다. 운동을 멈추면 이 통증은 즉시 사라집니다.

연속 헤드 투 토우 연속동작 ❺

- 턱을 당깁니다.
- 양 어깻죽지를 매트에 밀착시킵니다.
- 헛기침을 하여 갈비뼈를 등 쪽으로 당깁니다.
- 골반을 배꼽 쪽으로 기울입니다.
- 다리를 곧게 편 채 발을 움직입니다.
- 정지자세로 열둘을 헤아리고 몸을 풀어줍니다.

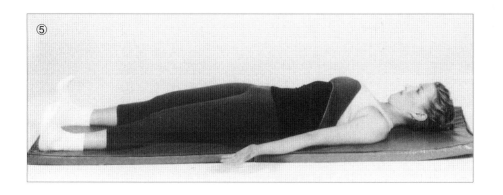

exercise 2. 혀 스트레칭

목적 이 스트레칭은 일반적으로 사용하지 않는 '눈을 지지하는 근육'에 대한 운동입니다. 대부분 사람들은 하루 일과 중 아래를 보거나 앞을 보는 경우가 많으므로 이 운동은 반대로 위와 뒤를 보게 하여 근육을 긴장하게 만듭니다.

그리고 혀 스트레칭은 얼굴, 턱의 근육을 이완시켜 두통을 완화하고 치아를 가는 증상과 측두하악 관절 이상에도 효과가 있습니다. 또한 혀를 많이 내밀수록 얼굴 근육이 이완되어 얼굴 주름을 줄여주기 때문에 피부미용에도 좋습니다. 혀 스트레칭은 하루 여섯 번 실시합니다. 눕지 못하는 경우 책상에 앉아서 실시해도 효과적입니다.

시작 등을 대고 누운 후 얼굴 근육을 풀어주고, 손바닥을 위로 한 채 팔을 옆에 가지런히 놓습니다.

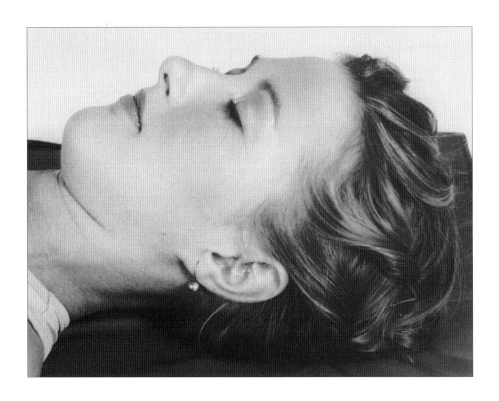

동작　혀를 아랫입술 쪽으로 가능한 많이 내밀어 줍니다. 동시에 머리를 고정한 채 최대한 뒤와 위를 보려고 시도합니다. 여섯을 센 후 풀어줍니다.

미주신경 스트레칭

의사가 심각한 병은 없다고 진단했지만 여전히 음식물을 삼키기 어렵거나 가슴앓이, 식도역류, 구토, 이명현상, 심계항진 같은 소화기 이상이 있다면 혀 스트레칭으로 효과를 볼 수 있습니다. 이는 미주신경을 둘러싸고 있는 피부를 늘려주기 때문에 가능합니다. 미주신경은 뇌에서 시작하여 목 앞부분까지 닿아 식도, 심장, 위에까지 뻗어 있는 신경입니다. 위에서 언급한 증상들은 이 미주신경을 둘러쌓고 있는 연부조직이 단축되었기 때문에 나타납니다. 그러므로 스트레칭을 통해 미주신경을 자유롭게 풀어주면 신경전달이 원활하게 되면서 이런 증상들은 사라집니다.

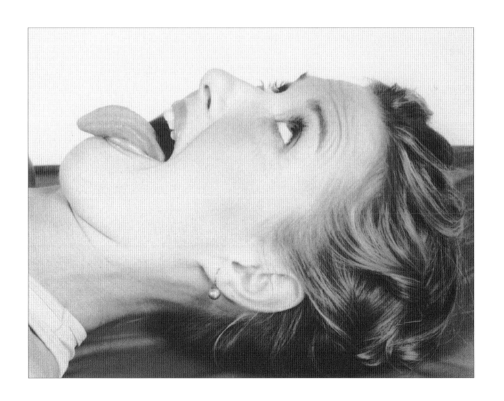

exercise 3. 밸리 블래스터

목적 이 운동은 척추를 강화하여 스포츠뿐만 아니라 일상 활동을 원활하게 하는 데 도움을 줍니다. 또한 복부 근육과 골반저 근육을 강화하여 방광 조절력을 향상시킵니다.

자세
- 무릎을 밀 때는 팔꿈치가 펴져야 합니다.
- 머리와 어깨를 매트에 붙입니다. 척추 아래의 들어간 부위도 매트에 닿도록 합니다.

시작 누운 상태에서 무릎을 90도로 구부리고 손을 배 위에 올려 놓습니다.

동작
- 골반을 약간 들어 아랫등을 매트에 밀착시킵니다. 머리는 매트 위에 기대어 뒷목을 늘입니다. 이 상태에서 배를 안으로 집어넣습니다. 여섯까지 센 후 풀어줍니다. ❶

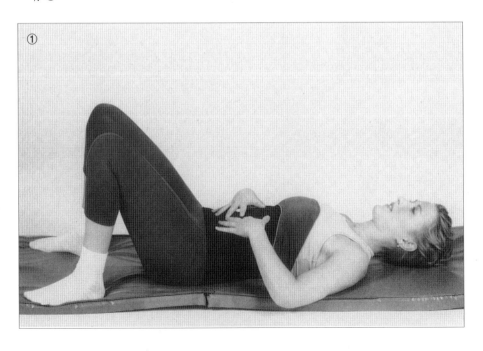

①

- 골반을 다시 한 번 들어 등을 매트에 밀착시킨 뒤 뒷목을 늘이고 복근을 수축합니다. ❶

- 무릎을 굽힌 채 오른쪽 다리를 들어올립니다. 등과 어깨는 매트에 붙인 상태에서 왼쪽 팔을 엇갈리도록 오른쪽 무릎까지 뻗습니다. 오른쪽 무릎에 힘을 주고 왼손으로 오른쪽 무릎을 밀어줍니다. 여섯까지 큰 소리로 센 후 풀어줍니다. ❷

- 세 번 반복한 후 처음 자세로 돌아갑니다. ❸

- 왼쪽 다리와 오른쪽 손으로 바꿔 같은 동작을 세 번 반복합니다. ❹

- 양쪽 다리를 동시에 들고 같은 동작을 반복합니다. 무릎에 힘을 주고 오른손으로는 오른쪽 무릎을 밀고 왼손으로는 왼쪽 무릎을 밀어 줍니다. 여섯까지 큰 소리로 센 후 풀어줍니다. ❺

- 세 번 반복합니다.

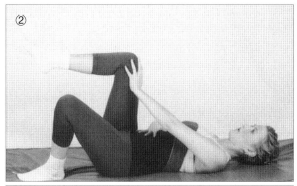

②

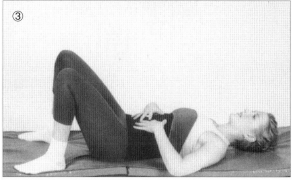

③

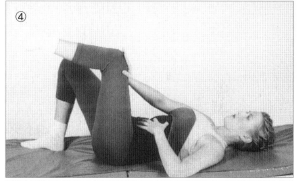

④

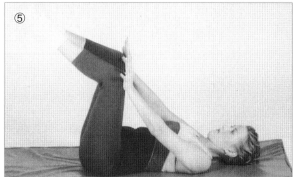

⑤

exercise 4. 복식호흡

목적 앞 단계 운동에서 사용한 산소를 교체하기 위해 심호흡을 합니다. 또한 크게 심호흡을 하여 다음 운동 단계를 준비합니다. '휴식' 시간을 갖는 것은 기분전환을 위해 좋습니다.

시작 엎드린 상태에서 팔을 옆에 나란히 놓습니다. 다리는 발끝을 매트에 닿도록 하여 뻗습니다.

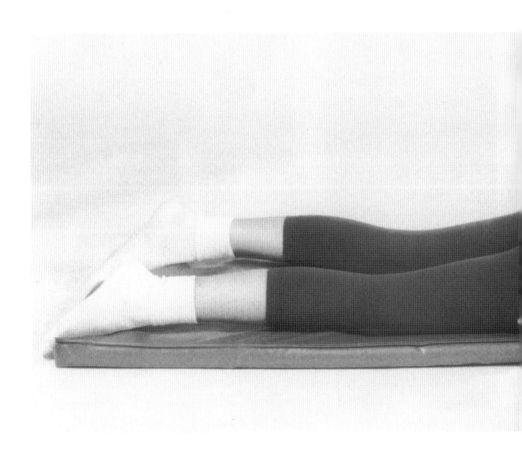

동작

- 한쪽으로 고개를 돌린 후, 콧구멍을 통해 천천히 오랫동안 숨을 들이마시며 넷을 셀 때까지 배와 폐에 공기를 가득 채웁니다.
- 7초간 숨을 멈춥니다.
- 여덟을 큰 소리로 세면서 코를 통해 숨을 내보냅니다.
- 고개를 반대 방향으로 돌린 후 반복합니다.

도움말

- 숨을 들이쉴 때 따뜻한 공기가 온몸으로 흐른다는 상상을 합니다.
- 완만하게 숨을 내쉬면서 모든 근육의 긴장이 풀어진다는 상상을 합니다.

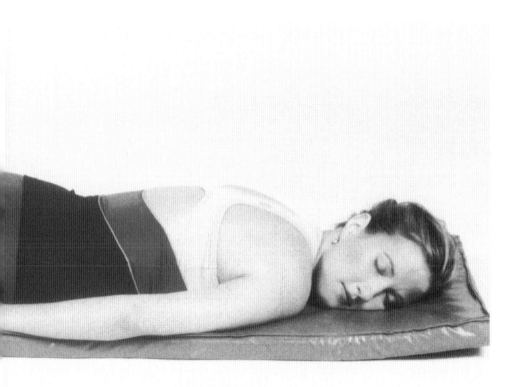

exercise 5. 코브라

목적　제가 이 고전적인 요가 동작을 코어 프로그램에 포함시킨 이유는 코브라에 포함된 일련의 동작들이 코어 근육을 강화시킬 뿐만 아니라 온몸의 유연성을 길러주기 때문입니다. 그리고 이 운동은 윗등과 아랫등의 긴장을 풀어주고 신경과 척추 디스크의 압박을 완화해 주며 복부와 목, 엉덩이 근육을 자연스레 스트레칭시켜 줍니다. 또한 미주신경을 늘려주고 갈비뼈를 확장시켜 장기들이 최상의 기능을 할 수 있는 공간을 확보해 줄 겁니다.

제 환자의 90% 이상은 이 동작을 통해 극심하고 만성적인 아랫등 통증을 줄이거나 완치하였는데 이 운동이야말로 추간판 탈출증 환자들의 통증을 완화시켜 주는 유일한 운동이라고 할 수 있습니다.[4]

자세

- 스트레칭을 시작하면서 척추를 바나나처럼 목에서부터 가운뎃등, 아랫등까지 천천히 구부립니다.
- 매트에서 일어날 때 엉덩이에 힘을 주면서 척추를 늘입니다. 그래도 한계가 있으므로 팔을 이용해서 가장 편안한 정도까지만 상체를 일으킵니다. 반복할 때마다 상체를 더 많이 들고 엉덩이는 힘을 뺍니다.
- 등을 계속 이완하고 힘을 뺍니다. 팔을 이용해서 상체를 일으키는데, 이때 두 어깨를 활모양처럼 구부려서는 안 됩니다.
- 천장을 쳐다볼 때 뒷목의 근육이 긴장되지 않도록 주의합니다. 목을 뒤로 젖히면서 가슴에서부터 멀어지게 합니다. 이와 동시에 뒷목을 늘인다고 생각합니다.

시작　엎드려 얼굴을 매트로 향한 채 뒷목을 늘려 줍니다. 손바닥을 매트 위에 댄 자세로 어깨와 나란히 놓습니다. 그리고 발끝도 매트 위에 닿도록 합니다.

---

4) 요통환자에게는 운동을 통한 등 근육의 강화가 효과적이기는 하지만, 이는 의사나 물리치료사에 의해 체계적으로 관리를 받는 상태에서 이루어져야 한다. 요추에 구조적 문제를 가지고 있거나 이 운동을 시행하였을 때 허리나 다리 쪽으로 통증이 발생하는 경우 임의로 운동강도를 높이는 것은 좋지 않다. 중급코어, 고급코어의 코브라 동작 모두 마찬가지이다.

동작

- 두 팔로 몸을 일으켜 세우면서 이마, 코, 턱이 순서대로 뒤로 가도록 고개를 조금씩 젖힙니다. **❶**
- 몸을 일으킬 때 얼굴은 앞을 응시하고 팔로 매트를 밀며 가슴을 벌립니다. 치골로 매트를 밀면서 몸을 지탱합니다. **❷**
- 척추를 천천히 뒤로 젖히고 팔꿈치를 펴되 완전히 다 펴서는 안 됩니다.
- 천장을 똑바로 볼 수 있게 머리를 뒤로 젖힙니다. **❸**
- 셋까지 큰 소리로 세고 천천히 원위치합니다. **❹**
- 여섯 번 반복합니다.

도움말

- 아랫등이 너무 뻣뻣하면 치골을 매트에 고정하기 어렵습니다. 하지만 걱정할 필요는 없습니다. 팔을 펼 때 간단히 치골을 매트에서 떼면 됩니다. 아랫등이 유연해지면 치골을 매트에 고정시킬 수 있습니다.
- 팔을 펴고도 몸을 들어올릴 수 없으면 팔꿈치로 몸을 받친 상태에서 백스트레칭을 합니다. 이때 팔꿈치는 가슴 가까이에 있어야 합니다.
- 아랫등이 약간 불편하거나 뻣뻣해질 수 있지만 시간이 지나면서 증상이 약화되거나 사라집니다. 그리고 매번 이 동작을 반복할 때마다 약간씩 유연해지는 것을 느껴야 합니다.

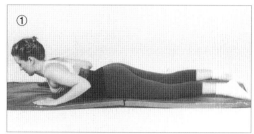

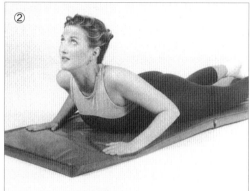

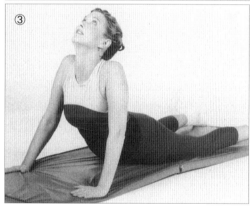

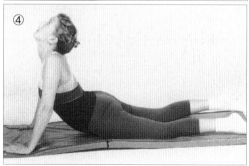

exercise 6. 버터플라이/발꿈치 부딪히기

목적 두 개의 운동을 한꺼번에 실시함으로써 두 배의 효과를 노립니다. 버터플라이 자세는 목, 어깨, 윗등의 근육을 안정시키고 등을 강화시키며 자세를 바르게 교정합니다. 발꿈치 부딪히기는 아랫등, 무릎, 엉덩이(안쪽 허벅지)에 집중하는 운동으로 다리 힘을 길러줍니다. 이는 계단을 내려가거나 운동을 할 때 도움이 됩니다.

또한 버터플라이/발꿈치 부딪히기 운동은 등 근육이 척추골로 힘을 전달시키게 하고 조골세포(뼈형성세포)를 촉진하며 척추의 정렬상태를 바르게 해서 척추골 전체에 골고루 몸무게를 분산하게 되므로 골다공증의 예방에도 도움이 됩니다.[5]

자세
- 머리 높이가 어깨보다 낮거나 높아서는 안 됩니다. 귀는 어깨와 나란히 하고 얼굴은 아래를 향합니다.
- 최대한 양팔을 뒤로 향하게 하여 어깻죽지를 조입니다.
- 다리는 매트에서 떼지 않습니다.

버터플라이

시작 이마를 매트에 대고 엎드린 자세에서 손바닥은 위로 향하도록 한 채 팔을 가지런히 놓습니다. ❶

동작
- 복근을 수축하고 치골로 매트를 밀어내며 어깻죽지를 최대한 조입니다. 어깻죽지를 조이면서 가슴을 천천히 최대한 들어올립니다. 동시에 팔을 엉덩이 높이 정도로 들어올립니다. ❷
- 뒷목을 들어 턱은 약간 앞으로 잡아당기고 시선은 아래를 향합니다. ❸

---

5) 평소에 허리나 골반쪽에 불편함을 자주 느꼈거나, 혹은 어깨에 문제가 있던 사람의 경우 본 운동이나 이후에 소개될 12번 운동인 크로스 익스텐션 동작을 할 수 없을 수도 있다. 처음부터 무리를 해서 하는 것보다는 서서히 범위를 넓혀가면서 시행하는 것이 좋다. 만약 동작을 하는 중에 허리나 골반, 혹은 다리의 통증, 어깨 앞부분의 통증이 심해진다면 의사와 상담하는 것이 좋다. 중급코어의 5번 버터플라이−발꿈치 부딪히기 동작, 12번 수영자세와 고급코어의 5번 버터플라이−발꿈치 부딪히기 동작, 9번 슈퍼 크로스 익스텐션 동작 모두 마찬가지이다.

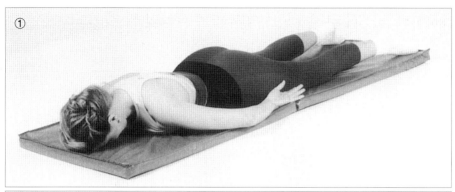

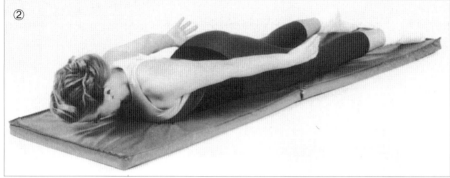

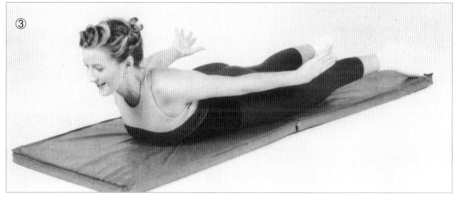

- 이 자세로 여섯을 큰 소리로 센 후 풉니다.

- 처음 동작으로 다시 돌아간 후 발꿈치 부딪히기를 시작합니다. (다음)

도움말 가슴을 매트에서 뗄 수 없으면 어깻죽지만 조이고 운동을 마칩니다.

발꿈치 부딪히기

자세 얼굴을 아래로 향하고 머리는 바닥과 평행하게 합니다.

시작 손등으로 베개를 만들어 이마에 댄 채 엎드립니다. 그리고 복근을 조여 치골을 매트에 붙입니다. ❶

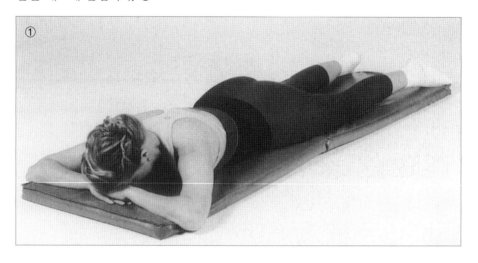

동작

▪ 다리를 매트에서 엉덩이 높이까지 들어올리고 어깨보다 약간 넓게 벌립니다. ❷

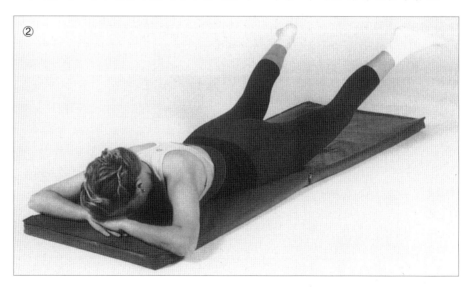

- 양 발꿈지를 재빨리 부딪치고는 다시 어깨 넓이만큼 벌린 자세로 돌아갑니나. 이 때 발가락은 아래 방향으로 향합니다. 이 동작을 이십을 셀 때까지 반복합니다. ❸
- 다리를 매트에 내려놓고 버터플라이 운동을 시작합니다.

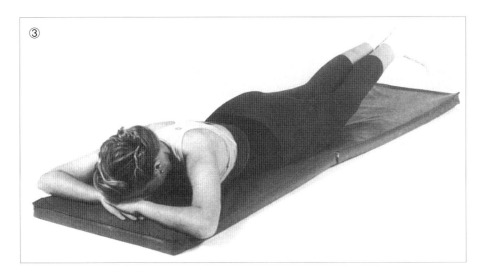

도움말

- 다리를 매트에서 들어올릴 수 없으면 엉덩이에 힘을 주고 정해진 시간 동안 다리 를 매트 위 양옆으로 움직입니다.
- 아랫등이 불편하면 치골로 좀 더 강하게 매트를 밀어줍니다.
- 계속 아랫등이 불편하면 베개를 배 아래에 깔고 운동을 마칩니다.

exercise 7. 삼단계 골반 안정운동

목적 골반 주위의 근육을 강화하는 운동입니다. 골반은 척추의 기초이며 상체와 하체가 시작되는 부분이므로 이 운동은 상당히 중요합니다. 골반을 안정시킨다는 의미는 앉고 서고 걷고 뛸 때처럼 다리를 움직여야 하는 모든 동작을 좀 더 쉽게 한다는 의미입니다.

이 운동의 처음 두 단계는 골반 근육의 준비운동과 슬굴근, 엉덩이와 허벅지 뒤쪽에서 무릎까지 내려가는 긴 근육을 움직여서 신경을 스트레칭하는 운동입니다. 이 운동으로 엉덩이와 허리, 허벅지, 복근을 단련할 수 있습니다. 마지막 삼단계는 다리의 위아래 부분을 강화시키며 엉덩이의 모양을 다듬어 줍니다.

삼단계 운동을 한쪽 방향에서 모두 실시한 뒤에는 다시 자세를 바꿔 반대 방향으로 실시합니다.

1단계: 슬굴근 사이드 킥

시작 왼쪽 골반을 매트에 기대고 왼쪽 팔꿈치로 몸을 지지합니다. 상체를 일으켜 세우면서 복근을 수축시키고 몸의 무게를 왼쪽 팔뚝으로 지탱합니다. 왼손은 주먹을 쥐고 매트 위에 놓습니다. 두 다리는 곧게 펴고 포개어 상체와 45도 각도로 놓습니다. 몸 앞으로는 오른손 손바닥을 놓고 오른쪽 팔뚝을 수축한 복근에 붙입니다. 이 상태에서 팔꿈치로 골반을 눌러 뒤로 넘어가지 않게 지지합니다.

동작
- 오른쪽 다리를 8cm 정도 들어올립니다. ❶
- 발을 움직이면서 가능한 가슴 쪽으로 멀리 찹니다. 이때 골반에 오른손 팔꿈치를 붙여야 합니다. ❷
- 처음 동작으로 돌아갑니다.
- 여섯까지 큰 소리로 세면서 6회 반복합니다.

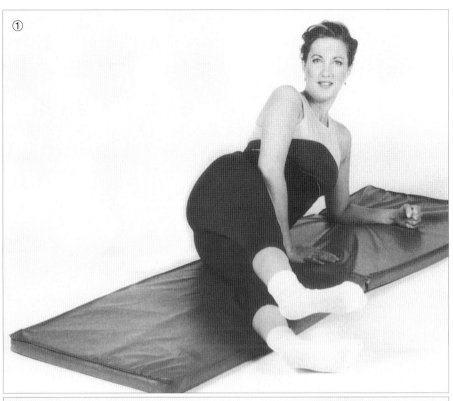

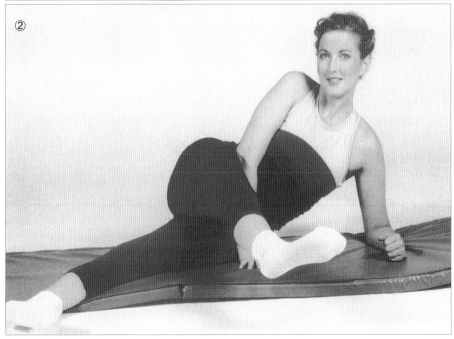

주의

▪ 앞으로 몸이 기울어져서는 안 됩니다.

▪ 뒤로 몸이 넘어가서도 안 됩니다.

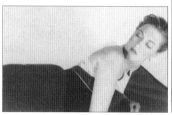

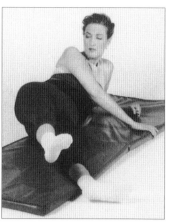

2단계 : 둔부 다듬기

시작　처음 자세에서 왼쪽으로 기댄 채 오른쪽 발을 움직이면서 8cm 가량 들어올립니다. ❶

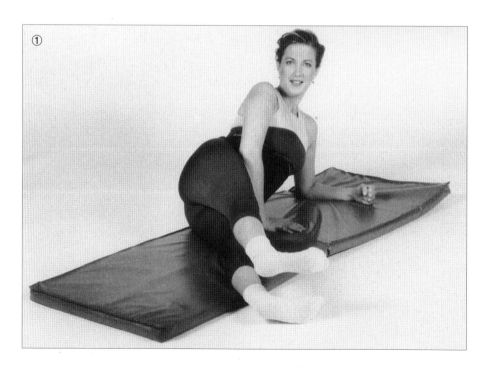

①

동작

▪ 뒷발질을 합니다. ❷

▪ 처음 자세로 돌아옵니다.

▪ 큰 소리로 횟수를 세면서 6회까지 반복합니다.

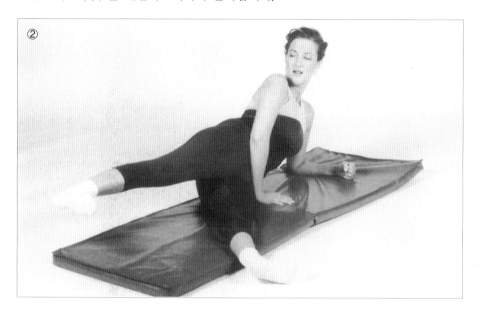

주의 등이 휠 정도로 뒤로 멀리 차서는 안 됩니다.

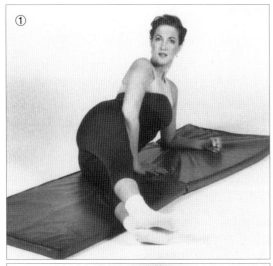

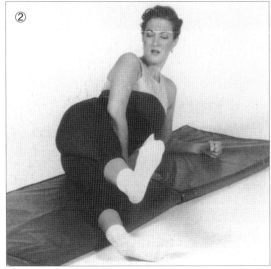

3단계:발목 돌리기

자세 팔뚝으로 골반을 받치는 것이 중요합니다. 이렇게 해야 안정된 자세를 유지할 수 있으며 뒤로 넘어가지 않습니다.

시작 처음 자세에서 왼쪽으로 기댑니다. ❶

동작

- 오른발을 돌리는데 발가락이 천장을 향하도록 한 채 다리를 8cm 정도 들어올립니다. 이 상태에서 오른쪽 팔꿈치를 골반에 밀착시킵니다. ❷
- 다리를 시계 방향으로 회전하면서 오른쪽 발꿈치를 왼쪽 발에 6번 부딪칩니다. 횟수를 큰 소리로 셉니다. 그런 후 시계 반대방향으로 다시 동일하게 실시합니다.
- 왼쪽 다리로도 삼단계를 실시합니다.

도움말

- 다리를 지시한 높이만큼 들어올릴 수 없으면 가능한 만큼만 올립니다.
- 지시한 횟수만큼 반복할 수 없으면 휴식을 취한 후 다시 합니다.
- 상체를 계속 세울 수 없으면 옆으로 누워 팔을 쭉 뻗은 상태에서 팔베개를 해 머리를 기댑니다.

exercise 8. 사단계 슬굴근 스트레칭

목적 이 다단계 운동은 수축과 이완을 반복하면서 허벅지 뒤쪽의 가장 강한 슬굴근을 점진적으로 스트레칭합니다. 슬굴근의 유연성이 증가하면 등이 편안해지며 등에 있던 불편한 증상도 개선됩니다. 처음 두 가지 운동은 슬굴근을 늘려 주어 아랫등과 엉덩이에 있는 근육의 유연성을 증가시킵니다. 세 번째 운동은 좌골신경 주위의 연부조직(soft tissue)을 스트레칭합니다. 좌골신경은 척추에서부터 양다리 끝까지 뻗은 신경으로 다리의 감각과 움직임을 통제합니다. 이 좌골신경 주위의 연부조직이 단축되면 신경을 압박하여 좌골신경의 기능을 방해합니다. 밤에 다리 경련이 일어나는 이유가 이런 좌골신경의 압박에 기인할 수도 있습니다.

마지막 운동은 대퇴부 앞에 있는 근육인 대퇴사두근을 강화시키는 운동입니다. 이 대퇴사두근은 인체에서 가장 크고 가장 강력한 근육군의 하나로, 대퇴사두근의 근력강화는 슬굴근 작용과 균형을 이루게 하는 데 필요합니다. 각 운동은 연속적이라는 점을 기억해서 순서에 따라 처음부터 끝까지 자연스럽게 실시합니다. 운동 중 다리가 완전히 곧게 펴지지 않으면 무리가 되지 않을 정도만 폅니다. 몸의 한 편에서 먼저 사단계 운동을 실시한 후 다른 편을 실시합니다.

1단계 : 무릎 - 가슴 스트레칭

자세

• 어깨를 매트 위에 계속 대고 턱은 안으로 당깁니다. 그러면 목 근육을 늘이는 데 도움이 됩니다.

• 스트레칭을 반복하는 사이에 무릎 근육의 긴장을 풀어줍니다. 슬건은 스트레칭을 반복할 때마다 더 늘어납니다.

시작 무릎을 구부리고 매트 위에 누운 상태에서 손바닥을 아래로 하여 팔을 가지런히 매트 위에 놓습니다.

동작

▪복부 근육을 수축하면서 뒷목을 늘리고 아랫등으로 매트를 계속 눌러줍니다. 이 수축과 이완 동작을 전체 사단계 운동이 끝날 때까지 유지합니다. ❶

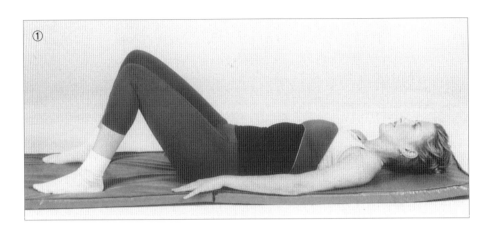

▪왼쪽 대퇴부 뒤로 손을 감싸 깍지를 쥐고 부드럽게 무릎을 가슴 쪽으로 잡아당 깁니다. ❷
▪이 자세를 한 상태에서 여섯까지 큰 소리로 세고 난 뒤 풀어줍니다.

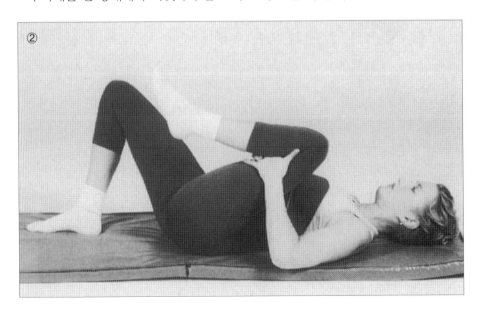

- 왼쪽 대퇴부를 90도 각도로 올리고 오른쪽 다리는 천천히 매트 위에 뻗습니다. ❸

- 왼쪽 대퇴부를 가슴으로 천천히 잡아당긴 뒤 여섯을 큰 소리로 세고 풀어줍니다. ❹

- 오른쪽 다리를 매트 위에 편 상태로 이 스트레칭을 세 번 반복합니다. 다음 운동을 위해 왼쪽 대퇴부를 90도 각도까지 풀어줍니다. ❺

도움말 등을 바닥에 붙인 채 대퇴부를 가능한 가슴에 붙여 들어올립니다. 불편할 수도 있으나 유연성이 커지면 불편함이 사라집니다.

③
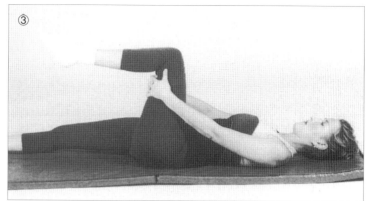

④
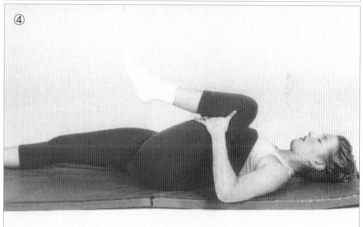

⑤
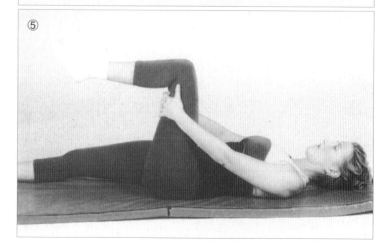

2단계 : 다리 뻗어 슬굴근 스트레칭하기

자세

- 어깨를 반드시 매트 위에 붙여야 합니다.
- 복부 근육에 힘을 주어 항상 아랫등이 매트에서 떨어지지 않도록 합니다. 등이
  긴장되면 운동하는 다리를 약간 구부려 자세를 편하게 합니다.

동작

- 양손은 무릎 뒤를 잡고 왼쪽 다리를 가능한 공중으로 쭉 폅니다. 이때 오른쪽 다
  리는 바닥에 그대로 뻗은 상태를 유지합니다. ❶

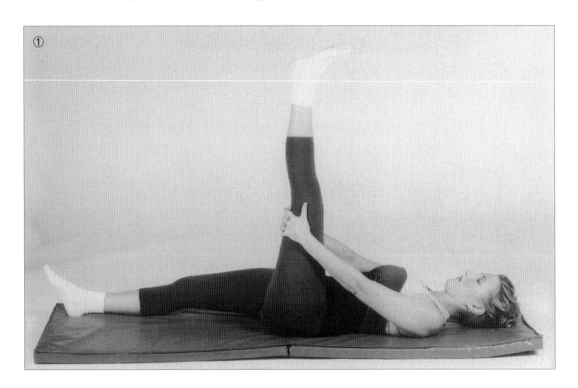

①

• 무릎을 굽혀 정강이가 수평이 되도록 합니다. ❷

• 다리를 다시 수직으로 만든 뒤 큰 소리로 여섯을 셉니다. 이 과정을 6번 반복합니다.

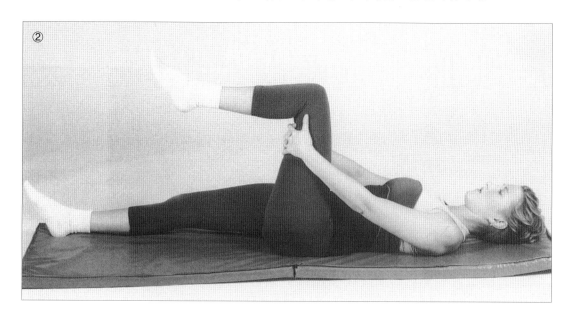

②

• 다리를 위로 곧게 편 상태로 동작을 마치고 다음 단계를 준비합니다. ❸

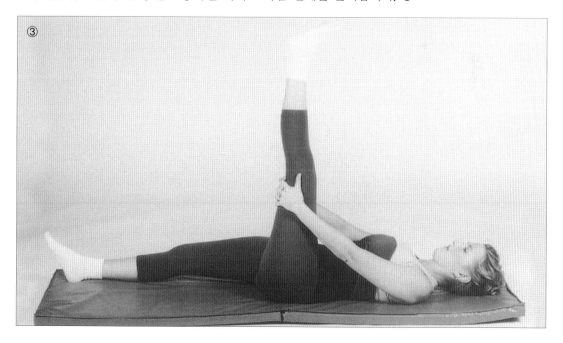

③

3단계 : 앵클 펌프

자세

- 운동 중 복부 근육에 힘을 주어 아랫등이 매트에 밀착되도록 합니다.
- 어깨를 매트에 밀착하면 균형을 잡는 데 도움이 됩니다. 어깨를 밀착하지 못할 경우 베개로 머리를 받칩니다.

동작

- 발을 굽혔다 펴는 동작을 큰 소리로 여섯까지 세며, 6회 반복합니다. ❶
- 다리를 위로 곧게 펴고 발목을 앞으로 굽히면서 운동을 끝냅니다. 그리고 다음 단계 운동을 준비합니다. ❷

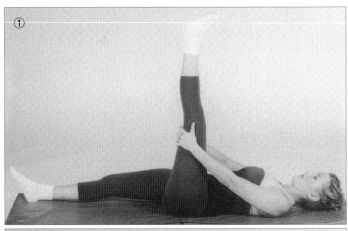

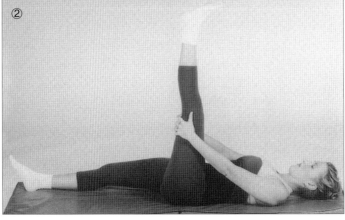

도움말 이 동작을 할 때 무릎 뒷편이나 오금이 불편해지는 것을 느낄 수도 있습니다. 하지만 이런 불편함은 당신이 점차 유연해지면서 사라질 겁니다.

4단계 : 강철대퇴부 만들기

동작

- 팔은 손바닥을 매트에 댄 상태에서 몸 옆에 고정시킵니다. ❶
- 등과 엉덩이를 매트에 최대한 밀착시키고 왼쪽 대퇴부를 위로 든 뒤 여섯까지 큰 소리로 셉니다.
- 몸의 모든 근육을 수축시킨 채 큰 소리로 여섯까지 세는 동시에 다리를 서서히 매트까지 내립니다. ❷, ❸
- 오른쪽 다리도 4번 반복합니다.

도움말

- 등을 계속 매트에 밀착해야 합니다. 특히 다리를 내릴 경우 더욱 주의합니다.
- 등을 계속 매트에 대지 못할 경우 두 손으로 엉덩이를 받쳐줍니다.

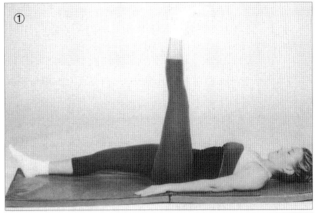

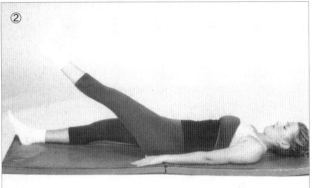

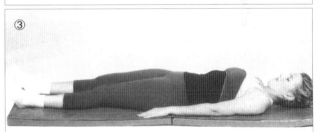

exercise 9. 가슴까지 무릎 접기

목적 이 운동은 아랫등을 감싸는 근육과 연부조직들을 스트레칭합니다. 그리고 추간공을 넓혀주게 되는데, 추간공은 척추 사이의 구멍으로 신경근이 척추를 빠져나가는 출구가 되므로 이 운동을 통해 신경전달을 보다 원활하게 할 수 있습니다. 또한 이 운동은 엉덩이의 근육도 스트레칭합니다.

이런 동작들은 척추 안에 눌려있던 신경들을 풀어주는 데 효과가 있으므로 앉거나 설 때 훨씬 편안해지고 한 자세로 오래 견딜 수 있습니다. 간단히 말해 운동성을 증가시키는 운동입니다.

자세
- 항상 매트에 양어깨를 붙이고 있어야 합니다.
- 척추를 뒤틀지 말고 반듯이 유지해야 합니다.

시작 무릎을 굽혀 다리를 세운 상태에서 발은 어깨 넓이로 벌려 매트 위에 가지런히 놓습니다. 그리고 손바닥을 대퇴부 위에 올려둡니다. 목 근육을 늘이고 턱은 잡아당긴 상태에서 어깨를 매트에 고정합니다. 복근을 긴장시켜 아랫등을 매트에 붙입니다. ❶

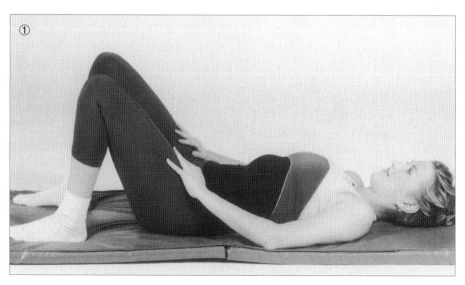

①

동작

- 무릎을 들어올려 다리를 가슴 쪽으로 접습니다. ❷

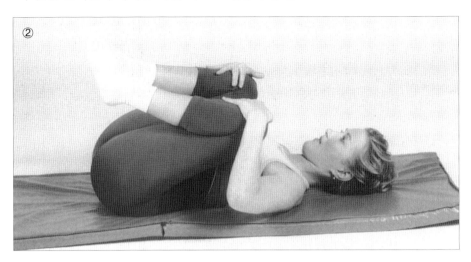

- 이 자세를 여섯을 셀 때까지 유지한 다음 처음 동작으로 돌아갑니다. ❸
- 3번 반복합니다.

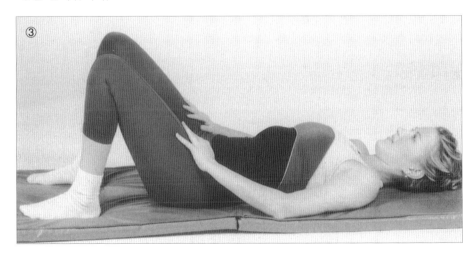

도움말 숨을 깊이 들이쉬면 무릎을 가슴 가까이로 붙이는 데 도움이 됩니다.

exercise 10. 누워서 척추비틀기

목적 이 운동은 몸의 한 방향을 다른 한쪽에 비하여 과하게 사용함으로써 오는 엉덩이, 골반, 아랫등 근육의 불균형을 교정합니다. 예를 들어 대부분 여성들은 왼쪽 다리를 오른쪽 다리 위에 올리는 자세를 좋아합니다. 이렇게 다리를 꼬고 앉는 자세는 시간이 지남에 따라 오른쪽 다리의 근육이 짧아지게 합니다. 또 테니스나 골프, 혹은 한쪽 어깨로 전화를 받는 일상적인 습관이 몸의 한 방향만을 사용하게 합니다. 그러면 사용하지 않는 근육은 점점 짧아져 몸의 균형을 깨뜨립니다.

이 운동은 머리를 골반의 반대쪽으로 향하게 하여 가슴 근육, 어깨 근육, 목 근육을 최대로 스트레칭하는 효과가 있습니다.

자세 항상 매트에 양어깨를 붙이고 있어야 합니다.

시작 천장을 보고 누워 두 무릎을 붙이고 구부립니다. 이 상태에서 발목관절이 맞닿도록 하고 발바닥은 매트 위에 붙입니다. 팔을 양쪽 어깨에서 밖으로 펴 몸을 T자형으로 만듭니다. 목을 늘이고 어깨를 매트 위에 밀착합니다. 복근을 수축하고 아랫등을 매트에 붙입니다. ❶

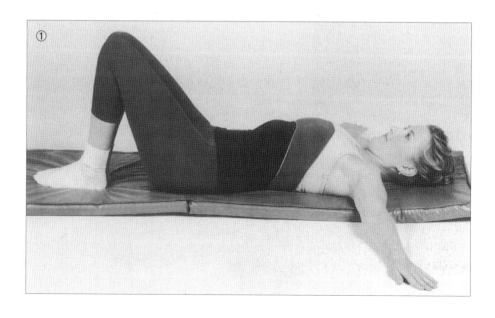

①

동작

- 무릎을 천천히 가슴 쪽으로 들어 끌어당깁니다. ❷
- 두 다리를 왼쪽으로 천천히 넘깁니다. ❸
- 머리를 천천히 오른쪽으로 돌리는데 이때 어깨는 매트에서 떨어지지 않도록 합니다.
- 이 자세로 여섯까지 큰 소리로 세고 난 뒤 무릎을 가슴으로 다시 끌어당깁니다. ❹
- 반대 방향으로 동일한 동작을 실시합니다.
- 한 방향으로 두 번씩 총 4번 비틀기를 실시합니다.

도움말 유연성이 생기면 몸 양편 모두 편안해집니다.

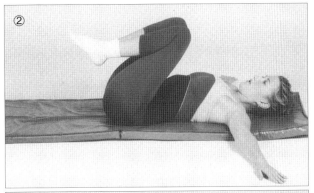

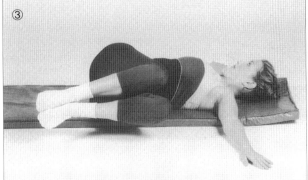

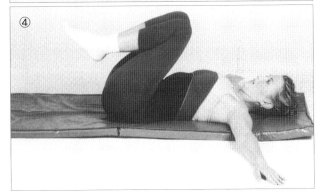

exercise 11. 복식호흡

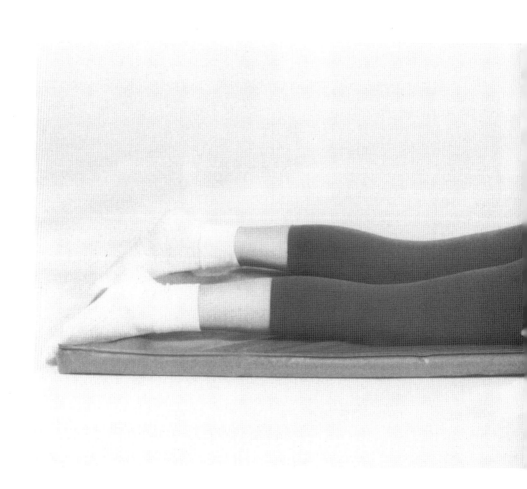

동작

• 넷을 셀 때까지 코로 천천히 숨을 들이마셔 배와 폐를 공기로 가득 채웁니다.

• 7초간 숨을 멈춥니다.

• 여덟까지 큰 소리로 세면서 코를 통해 숨을 내보냅니다.

• 고개를 반대 방향으로 돌린 후 반복합니다.

도움말

• 숨을 들이쉴 때 따뜻한 공기가 온몸으로 흐른다는 상상을 합니다.

• 완만하게 숨을 내쉬면서 모든 근육의 긴장이 풀어진다는 상상을 합니다.

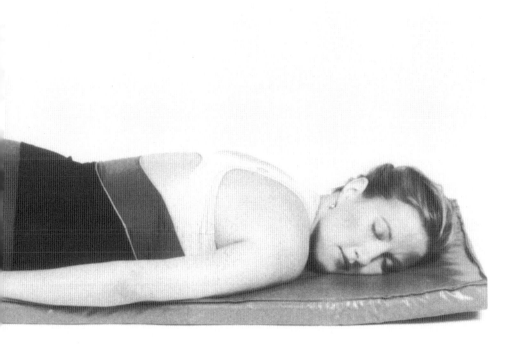

exercise 12. 크로스 익스텐션

목적 이 운동은 팔과 다리의 조화를 위한 운동입니다. 팔다리를 동시에 운동하면 몸의 균형을 잡아주고 안정감을 찾을 수 있습니다. 또한 팔다리를 반대방향으로 동시에 늘려주면서 상체와 하체의 근육이 늘어나는 효과를 얻습니다.

자세
- 이마를 매트에 대고 뒷목을 길게 똑바로 늘입니다.
- 척추의 안정을 위해 골반을 매트에 확실히 밀착합니다.

시작 이마를 매트에 대고 엎드린 상태에서 팔을 어깨 위로 올립니다. 손바닥은 바닥에 대고, 팔은 앞으로 쭉 뻗습니다. 뒷목을 늘이고 복근에 힘을 주면서 골반을 매트에 밀착합니다. ❶

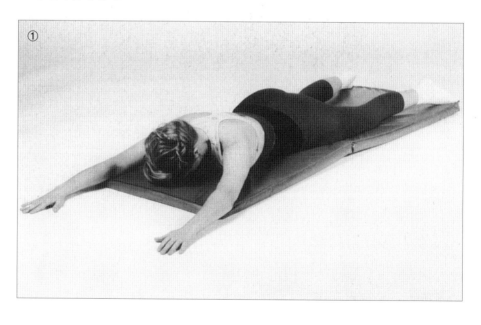

동작

- 오른쪽 팔을 몸 앞쪽으로 해서 최대한 늘이고 8~15cm 정도를 들어줌과 동시에 왼쪽 다리를 8~15cm 정도 들어올립니다. 이때 발가락은 최대한 뒤쪽으로 향합니다. ❷
- 이 자세로 여섯까지 큰 소리로 센 후 처음 자세로 돌아갑니다. ❸
- 반대 팔과 다리도 반복합니다.
- 3번 반복합니다.

도움말

- 손을 앞으로 최대한 뻗는다고 생각하며 발은 뒤로 최대한 뻗는다고 생각합니다. 이 상태에서 몸이 늘어난다고 생각합니다.
- 다리를 들 수 없으면 그냥 늘이기만 하고 발가락을 최대한 뒤쪽으로 스트레칭합니다.

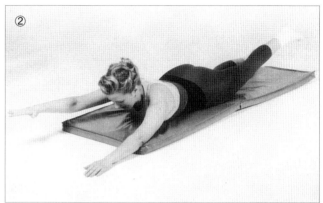

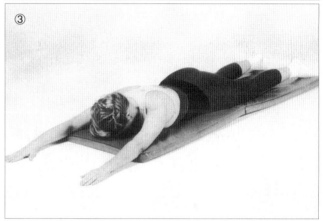

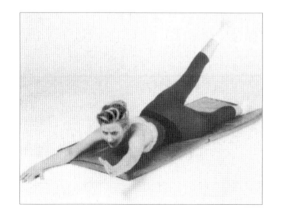

주의

- 다리를 너무 높이 들지 말아야 합니다.
- 팔을 너무 높이 들지 말아야 합니다.

exercise 13. 코브라

목적 기초코어 프로그램의 마지막에 코브라 운동을 한 번 더 실시합니다. 이는 지금까지 사용한 근육을 부드럽게 풀어주기 위한 목적입니다. 앞 코브라 단계에서 골반을 매트에 계속 붙이는 데 어려움을 겪은 사람이라면 이 단계에서 자기 몸이 얼마나 유연해졌는지 확인할 수 있습니다.

자세

- 스트레칭을 시작하면서 척추를 바나나처럼 목에서부터 가운뎃등, 아랫등까지 천천히 구부립니다.
- 매트에서 일어날 때 엉덩이에 힘을 주면서 척추를 늘입니다. 그래도 한계가 있으므로 팔을 이용해서 가장 편안한 정도까지만 상체를 일으킵니다. 반복할 때마다 상체를 더 많이 들고 엉덩이는 힘을 뺍니다.
- 등을 계속 이완하고 힘을 뺍니다. 팔을 이용해서 상체를 일으키는데, 이때 두 어깨를 활모양처럼 구부려서는 안 됩니다.
- 천장을 쳐다볼 때 뒷목의 근육이 긴장되지 않도록 주의합니다. 목을 뒤로 젖히면서 가슴에서부터 멀어지게 합니다. 동시에 목의 근육이 늘어난다고 생각합니다.

동작

- 두 팔로 몸을 일으켜 세우면서 이마, 코, 턱이 순서대로 뒤로 가도록 고개를 약간 젖힙니다. ❶

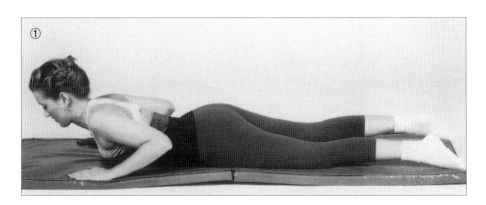

- 몸을 일으킬 때 얼굴은 앞을 응시하고 팔로 매트를 밀며 가슴을 벌립니다. 치골로 매트를 밀면서 몸을 지탱합니다. ❷
- 척추를 천천히 뒤로 젖히고 팔꿈치를 펴되 완전히 다 펴서는 안 됩니다.
- 천장을 똑바로 볼 수 있게 머리를 뒤로 젖힙니다. ❸
- 셋까지 큰 소리로 센 후 천천히 원위치합니다. ❹
- 6번 반복합니다.

도움말
- 아랫등이 너무 뻣뻣하면 치골을 매트에 고정하기 어렵습니다. 하지만 걱정할 필요는 없습니다. 팔을 펼 때 간단히 치골을 매트에서 떼면 됩니다. 아랫등이 유연해지면 치골을 매트에 고정시킬 수 있습니다.
- 팔을 펴고도 몸을 들어올릴 수 없으면 팔꿈치로 몸을 받친 상태에서 백스트레칭을 합니다. 팔꿈치는 가슴 가까이에 있어야 합니다.
- 아랫등이 약간 불편하거나 뻣뻣해질 수 있지만 시간이 지나면서 증상이 약화되거나 사라집니다. 그리고 매번 반복할 때마다 약간씩 유연해지는 것을 느껴야 합니다.

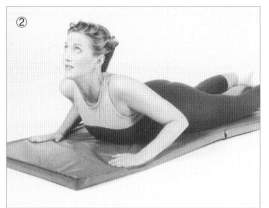

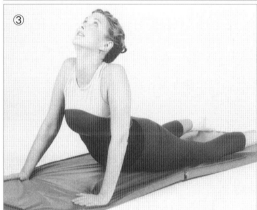

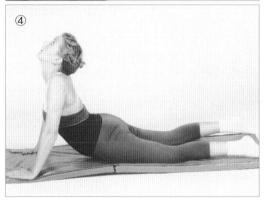

exercise 14. 마무리 복식호흡

복식호흡 운동으로 기초코어 프로그램을 마무리합니다. 숨을 깊게, 그리고 리듬감
있게 들이마시면서 모든 근육을 이완시킵니다.
4단계의 지시내용을 반복합니다.

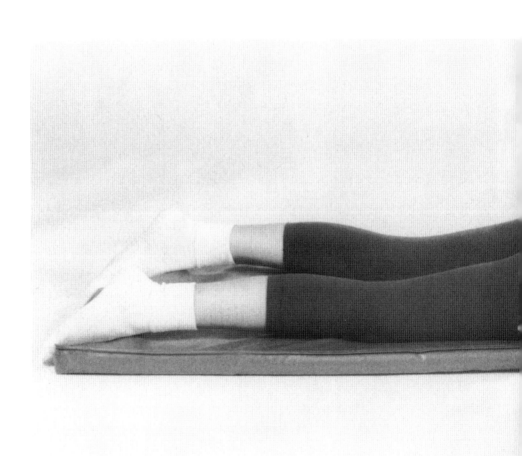

축하합니디!

이제 기초코어 운동을 다 배웠습니다.

이 운동으로 몸매뿐만 아니라 기분까지 최상으로 만드세요!

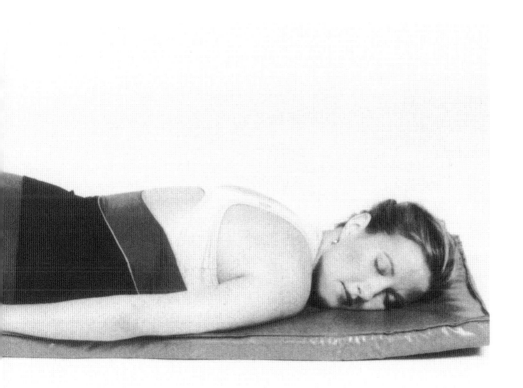

the core foundation 리뷰

1. 헤드 투 토우 준비운동

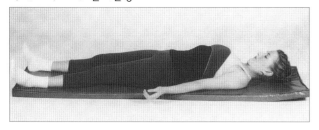

2. 혀 스트레칭

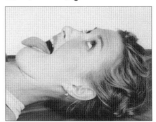

3. 벨리 블래스터

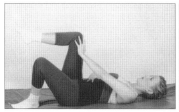 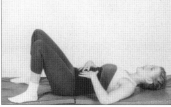 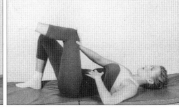

4. 복식호흡

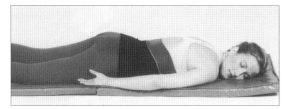

5. 코브라

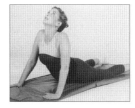

6. 버터플라이/발꿈치 부딪히기

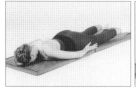 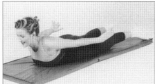 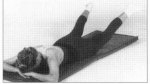 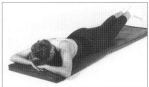

7. 삼단계 골반 안정운동

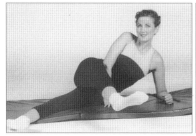 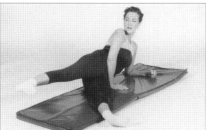 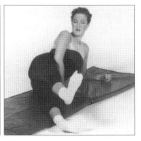

8. 사단계 슬굴근 스트레칭

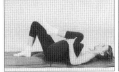 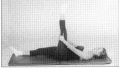 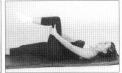 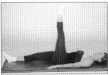 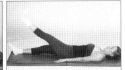

9. 가슴까지 무릎 접기

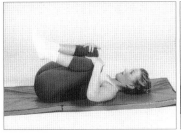 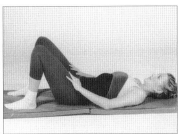

10. 누워서 척추비틀기

11. 복식호흡

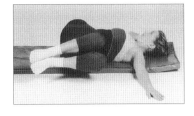 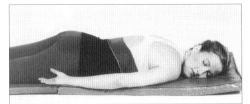

12. 크로스 익스텐션

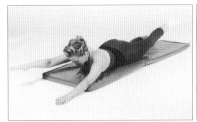 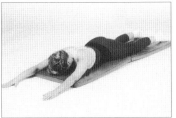

13. 코브라

14. 마무리 복식호흡

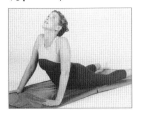 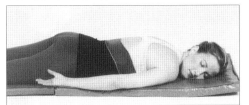

제8장 중급코어(The Intermediate Core)

기초코어 운동을 3주간 한 후 약간 난이도가 있는 중급코어 운동을 시작할 수 있습니다. 스스로 전보다 몸이 튼튼해지고 유연성이 향상되었으며, 아울러 기초코어 운동이 쉽다고 생각되면 중급코어 운동을 시작할 준비가 된 상태입니다. 이 중급코어 프로그램에서는 약간 난이도가 높은 등장성 운동을 하게 됩니다. 기초코어 운동에서 등축성 수축 운동을 통해 등장성 운동을 하는 동안 관절을 가지런히 유지할 만큼 몸이 튼튼해졌기 때문입니다.

이 중급코어 운동 안에는 이미 습득한 운동들도 몇 가지 포함됩니다. 이 운동들의 효과는 새로 시작하는 6가지 운동을 하면서 서서히 효과가 증가하는데, 이렇게 이미 습득한 운동과 새로운 운동을 함께 함으로써 더욱 근력을 증가시키고 안정성을 높일 수 있습니다. 예를 들어 기초과정의 운동이었던 삼단계 골반 안정운동에는 발목 관절 웨이트 운동을 새로 추가하여 다리모양을 다듬는 데 한층 더 효과를 볼 수 있도록 했습니다. 한편 얼굴 근육을 이완하는 특별 운동을 추가하여 얼굴 미용체조의 효과를 기대해도 좋습니다.

새로 추가된 운동 중에는 6번 이상 반복해야 하는 운동도 있습니다. 이 운동은 좀 더 강도가 높고 오랜 시간 동안 해야만 몸매를 잡아주는 효과를 볼 수 있기 때문입니다. 하지만 피곤한 날에는 중급코어 운동 대신 기초코어 운동을 실시해도 좋습니다.

중급코어 운동에서는 웨이트(무게추)가 필요합니다. 처음에는 0.45kg 짜리가 적당하고 이 정도 무게에 익숙해지면 0.9kg짜리를 사용합니다. 이 웨이트는 매트 근처에 놓아두어 필요하면 언제든지 사용할 수 있게 합니다. 한 가지 주의할 점은 다른 지시사항이 없을 경우 누워서 하는 운동은 모두 턱을 당기고 복근에 힘을 주어 골반을 약간 들어야 한다는 것입니다.

the intermediate core

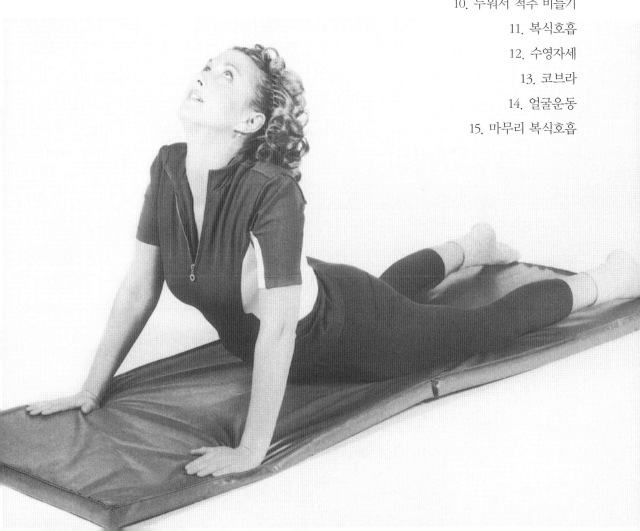

exercise 1. 헤드 투 토우 준비운동

목적 어떤 운동프로그램이든 준비운동은 무척 중요합니다. 특히 중급코어 프로그램은 탁월한 전신 스트레칭 운동이기 때문에 기초코어 프로그램에서 이미 습득한 헤드 투 토우 준비운동으로 시작하기로 합니다. 이 운동은 몸의 균형감각을 향상시키면서 준비운동으로서 근육 스트레칭을 하는 것입니다.

자세
- 턱을 끌어당긴 상태에서 뒷머리를 매트 위에 밀착합니다.
- 운동하는 동안 어깨를 매트 위에 지속적으로 밀착합니다.
- 무릎을 살짝 들고 아랫등을 매트에 대는 동안 엉덩이를 계속 긴장시킵니다.
- 다리 근육을 스트레칭하려면 무릎 뒤를 매트 쪽으로 밀면서 발목을 움직입니다.

시작 다리를 뻗고 누운 자세에서 손바닥을 위로 한 채 팔을 몸 옆에 가지런히 놓습니다. ❶

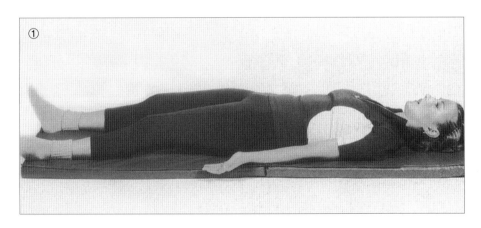

동작

▪목 근육 수축하기

턱을 가슴 쪽으로 잡아당겨 뒷목을 폅니다. 이 자세로 여섯까지 센 후 풀어줍니다. ❷

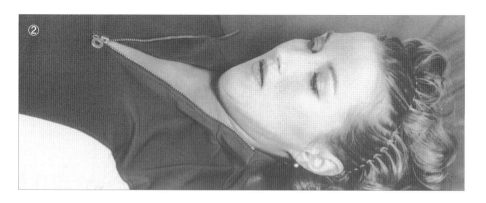

▪어깨 아래로 누르기

양 어깻죽지를 매트에 대고 매트를 누른 상태에서 여섯까지 큰 소리로 센 후 풀어줍니다. ❸

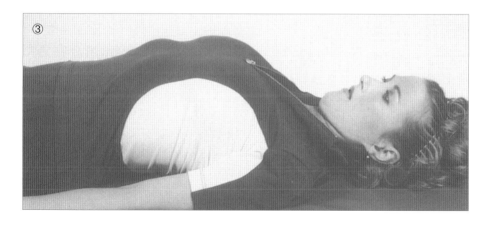

▪갈비뼈 당겨 내리기

헛기침을 하여 갈비뼈를 들어 올렸다 내리면 횡복근이 수축됩니다. 이 상태로 여섯까지 큰 소리로 센 후 풀어줍니다.

▪ 골반 기울이기

골반을 배꼽 쪽으로 약간 들고 복근을 수축한 채 아랫등을 매트에 편편하게 밀착합
니다. 여섯을 큰 소리로 헤아린 후 풀어줍니다.

▪ 무릎 누르기

다리를 최대한 쭉 편 상태에서 무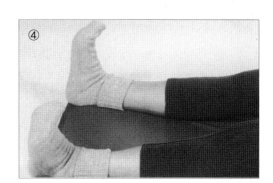
릎 뒤를 매트에 밀착하고 발을 머
리 쪽으로 굽힙니다. 여섯을 큰 소
리로 헤아린 후 풀어줍니다. ❹

헤드 투 토우 연속동작 ❺

▪ 턱을 당깁니다.

▪ 양 어깻죽지를 매트에 밀착시킵니다.

▪ 헛기침을 하여 갈비뼈를 등 쪽으로 밀어줍니다.

▪ 골반을 배꼽 쪽으로 약간 듭니다.

▪ 다리를 곧게 편 채 발을 움직입니다.

▪ 정지자세로 열둘까지 헤아리고 몸을 풀어줍니다.

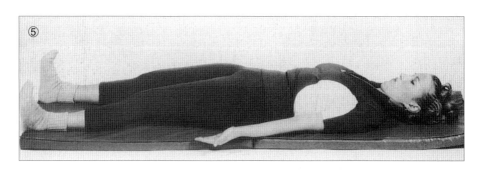

도움말 처음 시행할 때는 어깻죽지가 어느 정도 불편할 수 있습니다. 그러나 운동
을 멈추면 이 통증은 즉시 사라집니다.

exercise 2. 데드 버그

목적 이 운동은 등척성 수축으로 복근을 강화하는 운동입니다. 복근이 강화되면 지렛대 작용으로 팔다리도 쉽게 움직일 수 있게 되어 물건을 운반하거나 드는 일이 보다 편해집니다.

그리고 이 운동은 특별히 골반저 근육 같은 골반부근을 강화시킵니다. 이 근육들은 골반과 꼬리뼈를 제자리에 잡아주는 역할을 하는데, 데드 버그 운동의 장점은 골반 저에 지나친 압력을 가하지 않는다는 데 있습니다. 윗몸 들기나 윗몸 일으키기 같이 복근을 대상으로 한 운동들은 방광이나 자궁이 골반저에 압박을 가할 수 있어 요 실금을 일으키기도 하지만 데드 버그 운동은 방광, 자궁, 직장을 지지하는 골반저 근육을 튼튼하게 함으로써 요실금의 예방, 배설의 용이, 성생활 만족, 빠르고 쉬운 출산 등의 효과를 볼 수 있습니다. 이 정도 수준에서 만족하지 않고 꾸준히 데드 버그 운동을 실시하면 아랫배가 들어가는 효과를 볼 수도 있습니다

자세

- 팔꿈치를 머리 뒤로 가져갔을 때도 팔꿈치를 굽히지 않습니다.
- 어깨를 매트 위에서 떼지 않습니다.
- 복근에 계속 힘을 주어야 상반신이 움직이지 않습니다.
- 등을 매트에 밀착해야 안정적인 자세를 유지할 수 있습니다.
- 엄지손가락이 천장을 향하도록 하면 어깨 부딪힘을 예방할 수 있습니다.

시작 무릎을 구부리고 발을 매트에 붙인 채 눕습니다. 그리고 팔을 굽혀 복부에 손바닥을 붙입니다. 턱을 당겨 뒷목을 펴고 등을 매트에 붙여 균형을 유지합니다. ❶

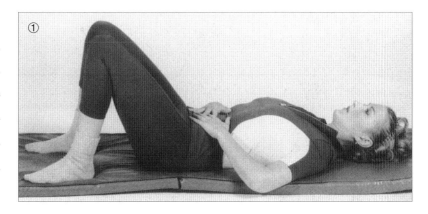

동작

• 헛기침을 하여 상복근과 복사근을 모으고 천장을 향해 양팔을 쭉 뻗은 채 엄지 손가락을 세웁니다. ❷

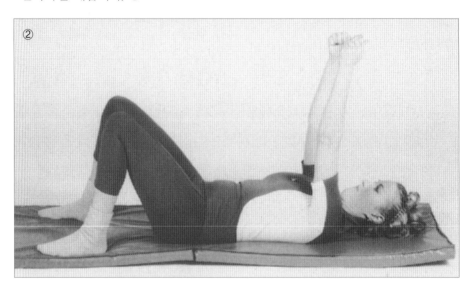

• 복근을 최대한 수축하고 서른을 큰 소리로 셀 동안 팔을 머리 위로 최대한 많이 올렸다 내립니다. ❸

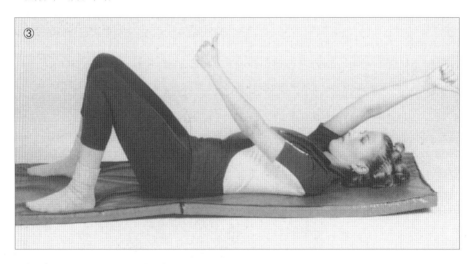

- 복근을 수축히고 팔올 미리 위로 올린 채 양무릎을 가슴 쪽으로 들어 올립니다. ❹

- 등을 매트 위에 밀착시키고 자전거를 타듯 오른발과 왼발을 교대로 밖으로 뻗습니다. 큰 소리로 서른을 셀 때까지 최대한 많이 합니다. ❺

- 복근을 수축하고 팔과 다리 동작을 결합하여 한쪽 다리가 가슴으로 움직일 때 같은 쪽 팔을 머리 위로 올립니다. 예순까지 큰 소리로 세면서 동작을 계속합니다. ❻

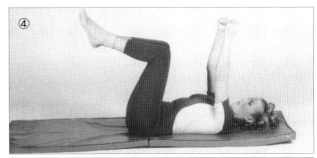

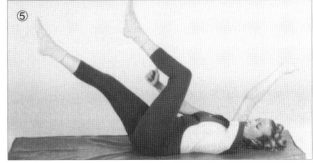

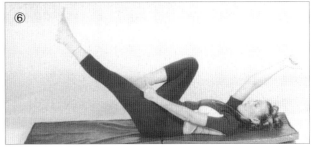

도움말

- 복근을 알맞게 수축하려면 치골부터 갈비뼈 아래까지 지퍼가 있어 아래에서 위로 지퍼를 잠근다는 상상을 합니다.

- 아랫등을 매트에 밀착시킨 채 다리를 최대한 상반신에서 멀리 들어올립니다. 등이 매트에서 떨어지면 복근이 수축되지 않아 등을 긴장시킬 위험이 있습니다.

- 자칫하면 복근이 피로해져 정해진 시간 동안 페이스를 유지하지 못할 수 있습니다. 그럴 땐 다리 운동올 멈추고 팔 운동만 합니다. 그래도 힘들다면 다리를 낮춘 상태에서 팔 운동을 실시합니다.

exercise 3. 복식호흡

목적 데드 버그 운동을 한 후 평소와 같이 복식호흡을 2회 실시합니다.

시작 엎드려 팔을 옆에 나란히 놓은 후 머리는 한쪽 방향으로 돌립니다.

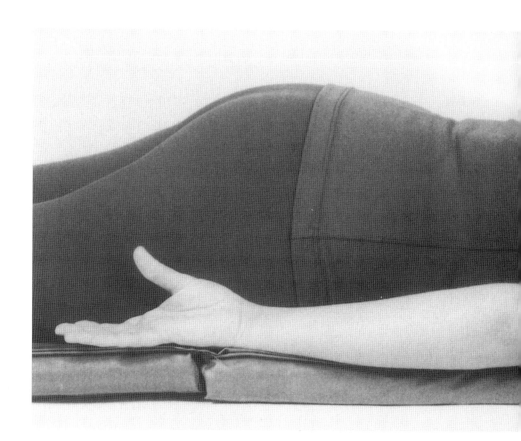

동작

- 콧구멍을 통해 천천히, 넷을 셀 때까지 오랫동안 공기를 들이마셔 배와 폐에 가
  득 채웁니다.
- 7초간 숨을 멈춥니다.
- 여덟을 큰 소리로 세면서 코를 통해 숨을 내보냅니다.
- 고개를 반대 방향으로 돌린 후 반복합니다.

도움말

- 숨을 들이쉴 때 따뜻한 공기가 온몸으로 흐른다는 상상을 합니다.
- 완만하게 숨을 내쉬면서 모든 근육의 긴장이 풀어진다고 상상합니다.

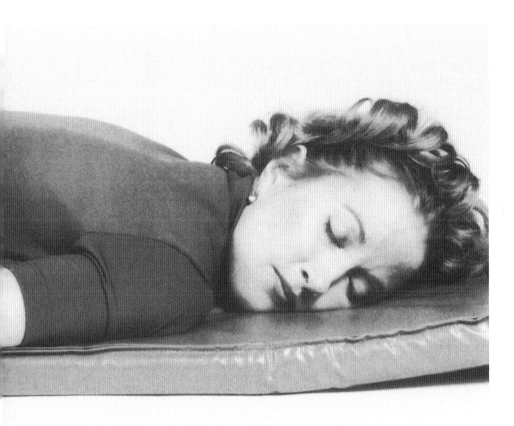

exercise 4. 코브라

목적 코브라 운동은 여러 가지 효과가 있습니다. 특히 코어 근육에 유연성과 힘을 길러주고 긴장을 완화하는 효과가 커, 제 환자의 약 90% 정도가 이 척추 신전운동의 효과를 보았습니다. 이 운동은 아랫등의 통증을 완화하거나 제거해 주는 효과가 있고 추간판 탈출증 환자의 통증완화를 위한 유일한 운동이라고 할 수 있습니다.

자세
- 스트레칭을 시작하면서 척추를 바나나처럼 상상하며 목에서부터 가운뎃등, 아랫등까지 천천히 구부립니다.
- 매트에서 일어날 때 엉덩이에 힘을 주게 되면 척추를 늘이는 데 한계가 있으므로 팔을 이용해서 가장 편안한 정도까지만 상체를 일으킵니다. 반복할 때마다 상체를 더 많이 들고 엉덩이는 힘을 뺍니다.
- 등을 계속 이완하고 힘을 뺍니다. 팔을 이용해서 상체를 일으키는데 이때 두 어깨를 활처럼 구부려서는 안 됩니다.
- 천장을 쳐다볼 때 뒷목의 근육이 긴장되지 않도록 합니다. 목을 뒤로 젖히면서 가슴에서부터 멀어지게 합니다. 이와 동시에 뒷목을 늘인다고 생각합니다.

시작 얼굴을 매트 쪽으로 향한 채 엎드려 뒷목을 늘립니다. 손바닥을 매트 위에 댄 자세로 어깨와 나란히 놓습니다. 그리고 발끝도 매트 위에 놓습니다.

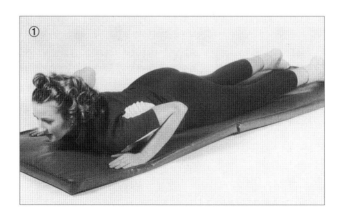

①

동작
- 두 팔로 몸을 일으켜 세우면서 이마, 코, 턱 순으로 고개를 약간 뒤로 젖힙니다. ❶

- 몸을 일으킬 때 얼굴은 앞을 응시하고 팔을 매트로 밀며 가슴을 벌립니다. 치골로 매트를 밀면서 몸을 지탱합니다. ❷
- 척추를 천천히 뒤로 젖히고 팔꿈치를 펴되 완전히 다 펴서는 안 됩니다.
- 천장을 똑바로 볼 수 있도록 머리를 뒤로 젖힙니다. ❸
- 셋까지 큰 소리로 센 후 천천히 원위치합니다. ❹
- 6번 반복합니다.

도움말

- 기초코어에서 코브라 운동을 이미 배웠지만 팔 굽혀 펴기를 처음 할 때는 여전히 뻣뻣함을 느낄 수도 있습니다. 여러 번 반복하게 되면 척추의 유연성이 증가하여 이런 증상이 사라질 겁니다.
- 아랫등이 너무 뻣뻣하면 치골을 매트에 고정하기 어렵지만 걱정할 필요는 없습니다. 팔을 펼 때 간단히 치골을 매트에서 떼면 됩니다. 아랫등이 유연해지면 치골을 매트에 고정시킬 수 있습니다.
- 팔을 펴서 몸을 들어올릴 수 없으면 팔꿈치로 몸을 받친 상태에서 백스트레칭을 합니다. 운동을 하는 동안 팔꿈치는 가슴 가까이에 밀착시켜야 합니다.

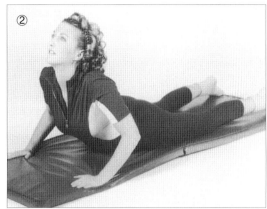

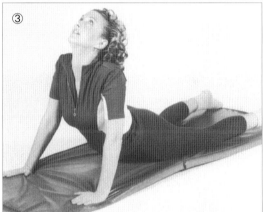

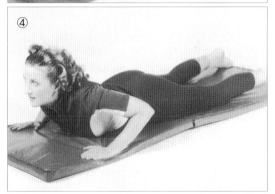

exercise 5. 글라이딩 버터플라이/발꿈치 부딪히기

목적 기초코어 운동을 변형한 이 운동은 강도가 한층 강화된 운동으로 윗등과 복부를 튼튼하게 하고 몸의 전체적인 힘을 길러줍니다. 잘 쓰지 않는 방향으로 팔을 쓰면 저항력을 높여 뼈를 튼튼하게 만드는 효과도 있습니다. 또한 반복해서 이 운동을 하면 하체가 다듬어지고 여성들에게 흔히 생기는 허벅지와 엉덩이의 지방질 제거에 좋습니다.

자세
- 머리 높이가 어깨보다 낮거나 높아서는 안 됩니다. 귀는 어깨와 나란히 하고 얼굴은 아래를 향합니다.
- 다리를 매트에서 떼지 않습니다.
- 이 변형 운동이 어려우면 기초코어 운동의 버터플라이 운동을 먼저 1주일간 실시한 뒤 다시 시도합니다.

글라이딩 버터플라이
시작 이마를 매트에 대고 엎드린 자세에서 손바닥을 바닥에 댄 채 팔을 앞으로 가지런히 뻗습니다. ❶

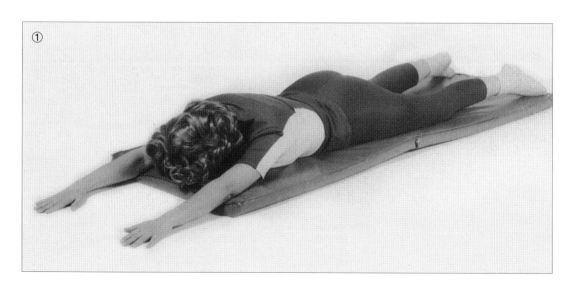

동작

- 치골을 매트에 밀착한 상태에서 복근을 수축하여 척추 쪽으로 당깁니다.

- 팔을 앞으로 쭉 뻗은 상태에서 어깨를 뒤로 젖히고 목을 늘인 다음 팔을 들어 올려 천천히 가슴을 매트에서 떼냅니다. ❷

- 뒷목을 늘인 채 유지하고 턱은 약간 잡아당기며 시선은 아래를 향합니다.

- 손바닥을 아래로 하고 팔꿈치를 구부린 상태로 뒤로 잡아당겨 어깻죽지를 모은 다음 아래로 내립니다. ❸

- 이 자세로 여섯을 큰 소리로 센 후 풉니다.

- 셋을 큰 소리로 세는 동안 팔을 앞으로 뻗습니다. ❹

- 3회 반복합니다.

- 처음으로 돌아가 발꿈치 부딪히기를 준비합니다. (다음)

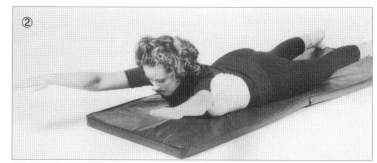

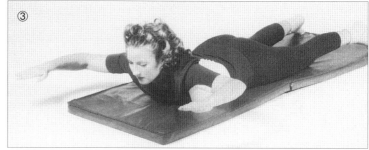

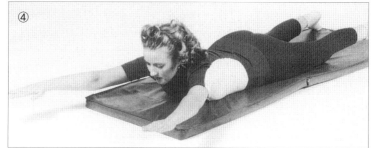

발꿈치 부딪히기

시작 손등으로 베개를 만들어 이마를 기댄 채 엎드리고 복근을 조여서 치골을 매트에 붙입니다. ❶

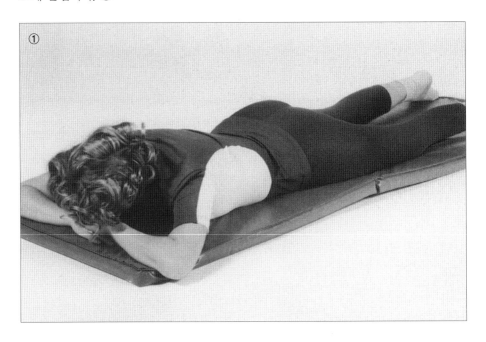

동작

- 다리를 매트에서 엉덩이 높이까지 들어올린 채 어깨보다 약간 넓게 벌립니다. ❷
- 양 발꿈치를 재빨리 부딪치고는 어깨 넓이만큼 벌린 자세로 돌아갑니다. 이때 발가락은 아래를 향합니다. 이 동작을 이십을 셀 때까지 반복합니다. ❸
- 다리를 매트에 내려놓고 글라이딩 버터플라이 운동을 시작합니다.

다시 한번 발꿈치 부딪히기를 한 후 글라이딩 버터플라이로 마무리합니다. 총 두 번의 발꿈치 부딪히기와 세 번의 글라이딩 버터플라이를 실시합니다.

도움말

- 아랫등이 불편하면 치골을 좀 더 강하게 매트에 밀착합니다. 그럼 복근이 수축되어 안정적입니다.

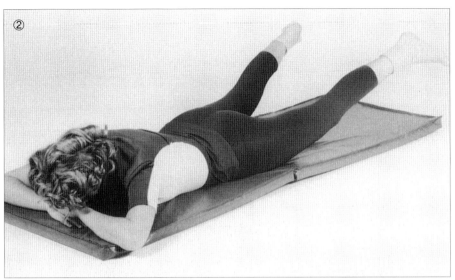

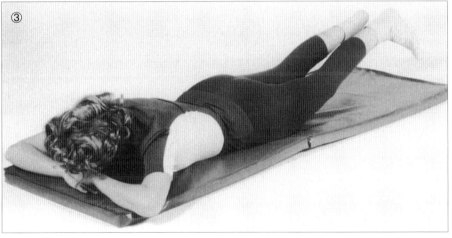

exercise 6. 삼단계 웨이트 골반 안정운동

목적 척추가 안정되어 엉덩이가 유연해지고 상체가 튼튼해지면 걸음걸이가 커지고 보기 좋아집니다. 이 운동은 기초코어 동작과 같은 삼단계 운동이지만 발목에 웨이트를 추가하여 한층 더 효과를 볼 수 있습니다. 발에 웨이트를 달고 운동하면 엉덩이의 외전근(밖으로 끌어당기는 근육)이 강화되어 엉덩이의 모양을 균형감 있게 해주고 엉덩이의 균형은 관절을 보호하는 연골이 제자리를 잡도록 도와 골다공증도 예방할 수 있습니다(연골이 제자리를 잡으면 걸을 때 양쪽 엉덩이에 무게가 고르게 분산되어 뼈 세포의 생성이 촉진됩니다).

이 세 가지 운동은 미용에도 효과가 좋습니다. 특히 허벅지 바깥쪽과 엉덩이를 다듬어 주며 과도한 지방을 최소화합니다. 1, 2주 동안 0.45kg짜리 웨이트로 시작한 후 0.9kg짜리 웨이트로 교체합니다.

1단계 : 슬굴근 사이드 킥

시작 오른쪽 발목에 웨이트를 실어주고 왼쪽 발목을 아래로 두고 누워 상체를 일으켜 세우면서 복근을 수축시키는데 몸무게는 매트에 놓은 왼쪽 팔꿈치로 지탱합니다. 다리는 곧게 편 상태에서 포개어 상체와 45도 각도로 놓습니다. 오른쪽 팔꿈치는 수축한 복근에 붙여 골반을 눌러줘 뒤로 넘어가지 않도록 합니다. ❶

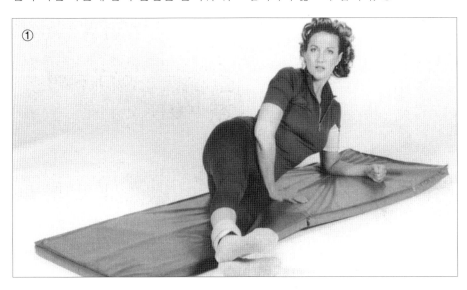

동작

- 오른쪽 다리를 15cm 정도 들어올립니다. ❷
- 발을 움직이면서 가능한 가슴 쪽으로 멀리 찹니다. 이때 골반에 오른손 팔꿈치를 붙입니다. ❸
- 처음 동작으로 돌아갑니다.
- 여섯까지 큰 소리로 세면서 6번 반복합니다.

주의

- 앞으로 몸이 기울지면 안 됩니다.
- 뒤로 몸이 넘어가서도 안 됩니다.

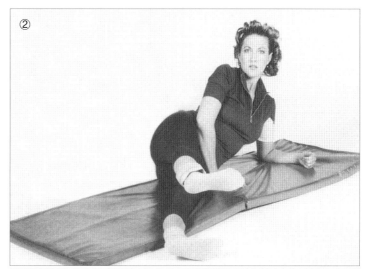

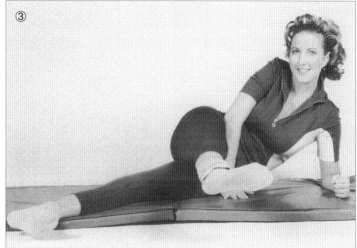

2단계 : 둔부 다듬기

시작   처음 자세에서 왼쪽으로 기댄 채 오른쪽 발을 움직이면서 15cm가량 들어올립니다. ❶

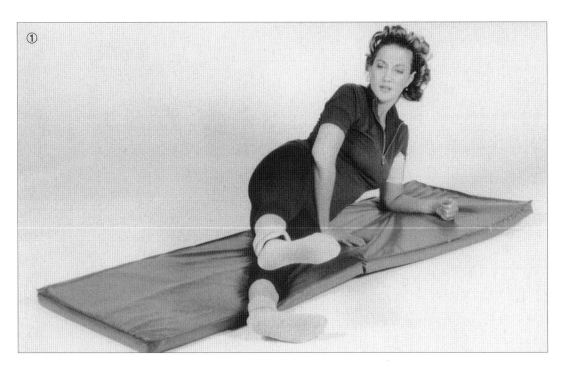

①

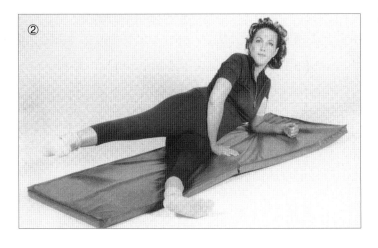

②

동작

- 뒷발질을 합니다. ❷
- 처음 자세로 돌아옵니다.
- 큰 소리로 횟수를 세면서 6회 까지 반복합니다.

주의   등이 휠 정도로 뒤로 멀 리 차서는 안 됩니다.

3단계 : 발목 돌리기

자세 팔꿈치로 골반을 받치는 동작이 중요합니다. 이렇게 해야 안정된 자세를 유지할 수 있으며 뒤로 넘어가지 않습니다.

시작 처음 자세에서 왼쪽으로 기대어 오른 다리를 돌려 발가락이 천장을 향하도록 합니다. ❶

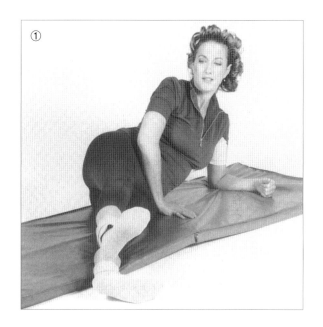

동작

- 오른발을 15cm 정도 들어 올린 상태에서 오른쪽 팔꿈치를 골반에 붙입니다.
- 다리를 시계 방향으로 회전하면서 오른쪽 발꿈치를 왼쪽 발에 6번 부딪칩니다. 횟수를 큰 소리로 셉니다. 그런 후 시계 반대방향으로 동일하게 실시합니다.
- 왼쪽 다리로도 삼단계를 실시합니다.

도움말

- 다리를 지시한 높이만큼 들어 올릴 수 없으면 가능할 정도로만 올립니다.
- 지시한 횟수만큼 반복할 수 없으면 잠시 휴식한 후 다시 합니다.
- 그런데도 힘이 들면 발목 웨이트 무게를 줄입니다.

노트 발목 웨이트를 제거하고 다음 운동을 준비합니다.

exercise 7. 사단계 슬굴근 스트레칭

목적 저는 특히 이 슬굴근 스트레칭을 중요시합니다. 기초코어 운동에서부터 이 슬굴근 스트레칭를 반복하면 다양한 동작을 하고도 아랫등의 불편함을 예방할 수 있기 때문입니다. 주의할 점은 사단계 운동을 몸 한쪽에서 모두 실시한 후 다시 반대쪽 방향으로도 실시해야 한다는 것입니다.

자세
- 어깨를 매트 위에 계속 대고 턱은 안으로 당겨 목 근육을 늘입니다.
- 스트레칭을 반복하여 무릎 근육의 긴장을 풀어줍니다. 슬굴근은 스트레칭을 반복할 때마다 더 늘어납니다.

1단계 : 무릎 – 가슴 스트레칭
시작 매트 위에 누운 상태에서 무릎을 구부리고 손바닥을 아래로 향한 채 팔을 가지런히 놓습니다. ❶

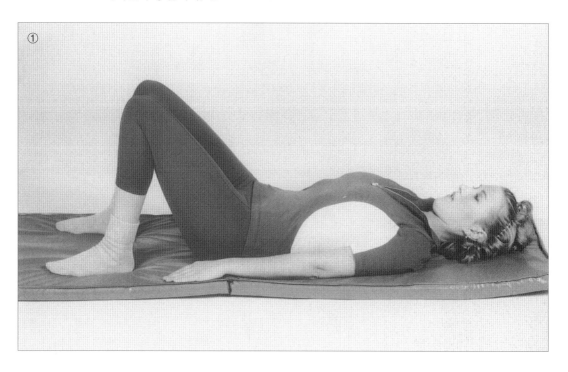

①

동작

- 복부 근육을 수축하면서 뒷목을 늘리고 아랫등은 매트에 붙입니다. 이 수축과 이완 동작을 전체 사단계 운동이 끝날 때까지 유지합니다.
- 오른쪽 대퇴부 뒤로 손을 감싸 쥐고 부드럽게 무릎을 가슴 쪽으로 잡아당깁니다. ❷
- 이 자세를 여섯을 큰 소리로 세고 난 뒤 풀어줍니다.
- 왼쪽 다리는 천천히 매트 위로 뻗습니다. ❸
- 오른편 대퇴부를 매트와 90도가 될 때까지 위로 올립니다. ❹
- 오른쪽 대퇴부를 가슴 쪽으로 천천히 잡아당긴 뒤 여섯을 큰 소리로 세고 난 뒤 풀어줍니다. ❺
- 왼쪽 다리를 매트 위에 편 상태로 이 스트레칭을 3번 반복합니다. 다음 운동을 위해 오른쪽 대퇴부를 90도가 되도록 위로 올립니다. ❻

도움말 등을 바닥에 붙인 채 대퇴부를 가능한 많이 잡습니다. 불편할 수도 있으나 유연성이 증가하면 불편함이 사라집니다.

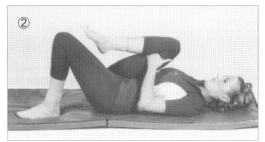

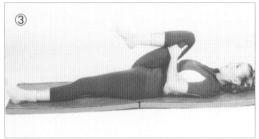

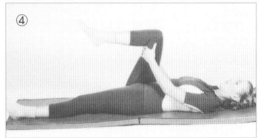

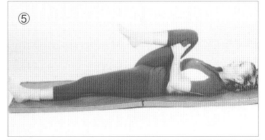

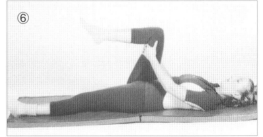

2단계 : 다리 뻗어 슬굴근 스트레칭하기

자세

▪ 어깨를 반드시 매트 위에 붙여야 합니다.

복부 근육에 힘을 주어 항상 아랫등이 매트에서 떨어지지 않도록 합니다. 등이 긴장하면 운동하는 다리를 약간 구부려 줍니다.

동작

▪ 두 손을 무릎 뒤에 놓고 오른쪽 다리를 가능한 위로 쭉 폅니다. 이때 왼쪽 다리는 바닥에 그대로 뻗은 상태입니다. ❶

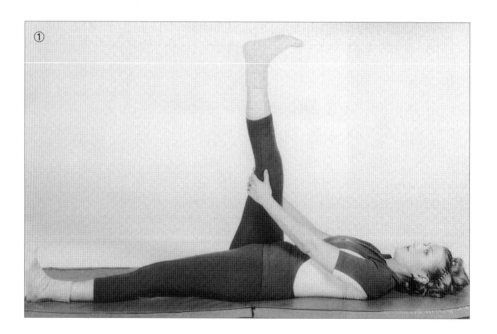

▪ 무릎을 굽혀서 정강이가 수평이 되게 한 다음 나시 수직으로 올립니다. 이 과정을 여섯을 세면서 반복합니다. ❷

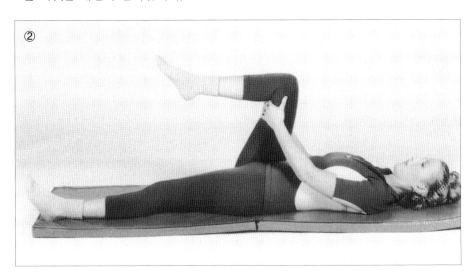

▪ 다리를 위로 곧게 편 상태로 마치고 다음 단계를 준비합니다. ❸

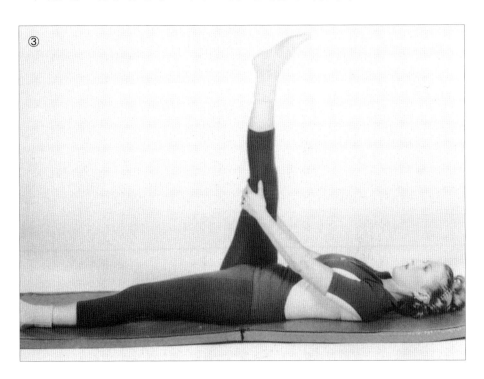

3단계 : 앵클 펌프

자세

- 운동하는 중 복부 근육을 수축하여 아랫등이 매트에 밀착되도록 합니다.
- 어깨를 매트에 밀착하면 균형을 잡는 데 도움이 됩니다. 어깨를 밀착하지 못할 경우 베개로 머리를 받칩니다.

동작

- 발을 굽혔다 풀어주기를 6회 반복하면서 큰 소리로 여섯까지 셉니다. ❶
- 다리를 위로 곧게 펴고 발을 굽히면서 운동을 마칩니다. 그리고 다음 단계 운동을 준비합니다. ❷

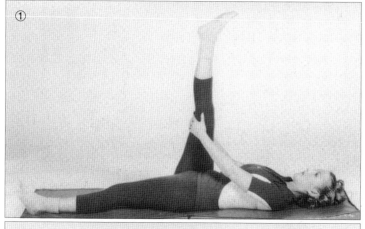

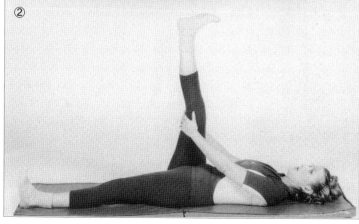

도움말 운동 중 무릎 뒤나 슬건에 통증을 느낄 수 있습니다. 그러나 몸이 유연해지면 점차 통증은 사라집니다.

4단계 : 킹철대퇴부 만들기

동작

- 팔을 내려서 몸 옆에 고정시키고 손바닥은 아래로 향합니다. ❶
- 등과 엉덩이를 매트에 최대한 밀착시켜 오른쪽 대퇴부를 든 상태에서 발을 굽힌 다음 여섯까지 큰 소리로 셉니다.
- 몸의 모든 근육을 수축시킨 채 여섯까지 큰 소리로 세면서 다리를 서서히 매트까지 내립니다. ❷, ❸
- 왼쪽 다리도 4번 반복합니다.

도움말

- 등을 계속 매트에 대야 합니다. 특히 다리를 내릴 때 등이 떨어지지 않도록 주의합니다.
- 등을 계속 매트에 밀착시키지 못할 경우 두 손으로 엉덩이를 받쳐줍니다.

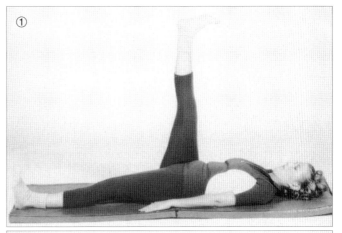

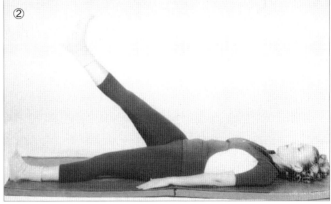

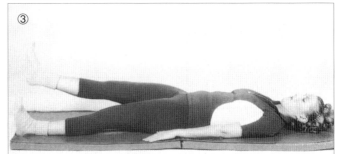

exercise 8. 인어운동

목적 이 등척성 운동은 목에 부담을 주지 않은 상태에서 아랫등 근육, 골반저 근육을 스트레칭하고 슬굴근을 늘여주면서 상하복근을 단련합니다. 또한 이 운동은 목의 앞뒤 근육을 포함하여 몸매를 다듬는 데 효과가 있습니다.

자세

- 다리를 드는 각도가 90도보다 크면 중력에 의해서 적절한 자세를 유지하기 어렵습니다. 그러면 아랫등에 무리가 갈 수 있으므로 주의합니다.
- 이 운동이 힘들면 다리를 몸통 가까이 가져와 저항을 줄입니다.

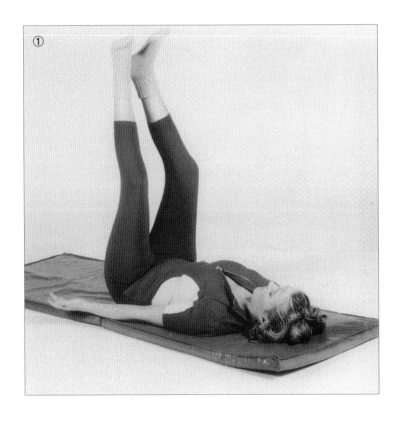

①

시작 90도 각도로 다리를 공중으로 든 채 누워서 무릎을 약간 굽힙니다. 양 발꿈치를 살짝 붙이고 발가락은 약간 밖으로 향합니다. 그리고 손바닥은 위로 향하게 한 채 팔을 펴서 매트 위에 가지런히 놓습니다. 복근을 수축하고 뒷목을 늘이면서 아랫등을 매트에 밀착합니다. ❶

동작

- 머리를 들고 어깨와 윗등을 최대한 매트에서 뗀 뒤 엉덩이 높이만큼 팔을 듭니다. ❷
- 여섯을 세는 동안 손바닥을 위로한 채 팔을 흔들면서 숨을 들이쉰 후 다시 여섯을 세는 동안 손바닥을 아래로 내리고 숨을 내쉽니다. ❸
- 6회 반복합니다.
- 발을 쭉 뻗은 자세에서 상체를 매트 위에 내려놓습니다. ❹

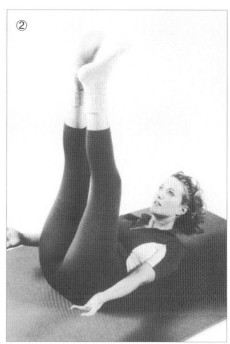

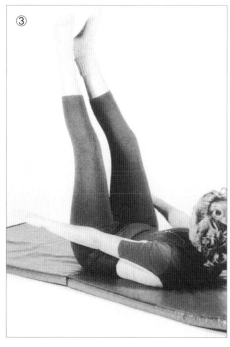

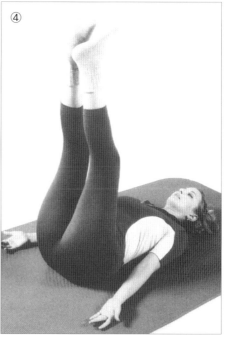

exercise 9. 가슴까지 무릎 접기

목적 이 운동과 다음의 척추 비틀기 운동은 인어운동에서 사용한 등 근육을 풀어주기 위한 운동입니다. 이 운동은 등의 경련을 예방하고, 관절, 디스크, 신경, 근육이 눌린 상태를 풀어주는 효과가 있습니다.

자세
- 운동하는 동안 양 어깨를 매트에 밀착합니다.
- 척추를 흔들지 않습니다.

시작 누운 상태에서 무릎을 굽힌 채 발을 매트 위에 가지런히 놓습니다. 그리고 손바닥을 대퇴부 위에 올립니다. 목은 늘이고 턱은 잡아당긴 상태에서 어깨를 매트에 고정시킵니다. 복근을 긴장시키고 아랫등을 매트에 밀착합니다. ❶

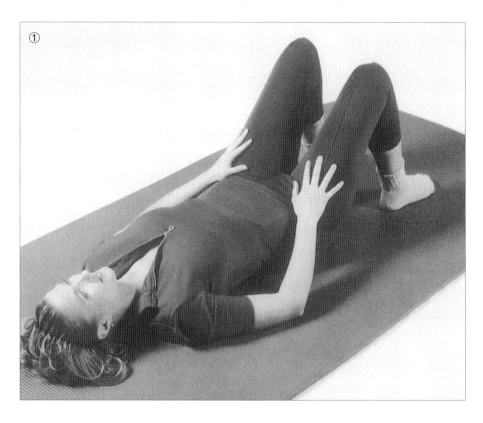

동작

- 무릎을 들어올려 가슴까지 접습니다. ❷
- 이 자세를 큰 소리로 여섯을 셀 때까지 유지한 다음 처음 동작으로 돌아갑니다. ❸
- 3번 반복합니다.

도움말 숨을 깊이 들이쉬면 무릎을 가슴 가까이 붙이는 데 도움이 됩니다.

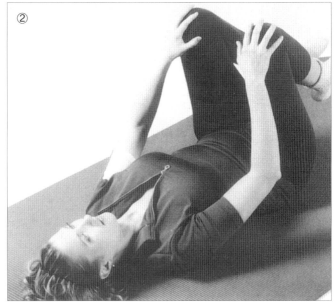

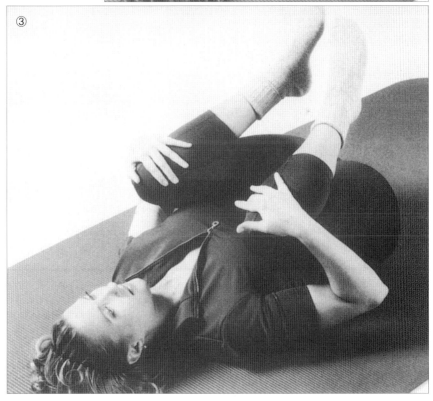

exercise 10. 누워 척추 비틀기

목적 이 운동은 특히 인어운동을 하면서 생긴 등 근육의 통증을 완화하는 데 도움을 줍니다.

자세 어깨를 매트에 붙여야 합니다.

시작 천장을 보고 누워서 두 무릎을 함께 구부린 상태에서 발목 관절이 맞닿도록 하고 발바닥을 매트 위에 붙입니다. 팔을 양쪽 어깨에서 밖으로 펴 몸을 T자형으로 만듭니다. 목을 늘이고 어깨를 매트 위에 밀착합니다. 복근을 수축하여 아랫등을 매트에 밀착합니다. ❶

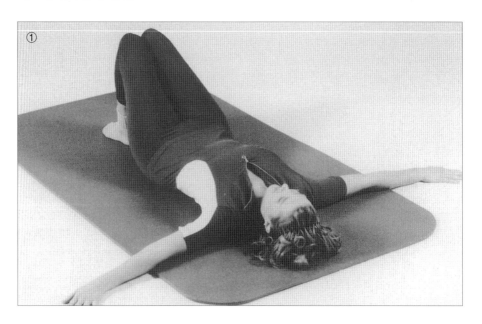

동작

- 무릎을 천천히 들어 가슴 방향으로 끌어당깁니다. ❷
- 두 다리를 왼쪽으로 천천히 넘기고 머리는 오른쪽으로 향합니다. 이때 어깨는 매트에서 떨어져서는 안 됩니다. ❸
- 이 자세로 여섯까지 큰 소리로 세고 난 뒤 무릎을 가슴 방향으로 다시 끌어당깁니다. ❹
- 반대 방향으로 동일한 동작을 반복합니다. ❺
- 한 방향에서 두 번씩 총 4번 비틀기를 실시합니다.

도움말 유연성이 생기면 몸의 양쪽이 모두 편안해집니다.

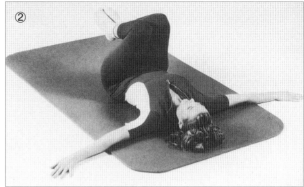

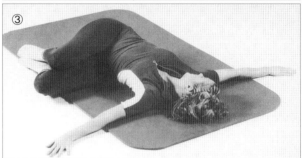

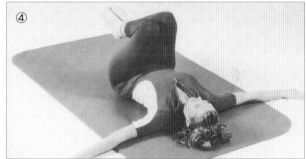

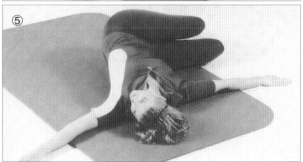

exercise 11. 복식호흡

숨을 깊이 쉬게 되면 몸의 기능은 자연적으로 향상됩니다. 폐에 가득 찬 공기는 혈액을 타고 몸의 모든 세포로 전달됩니다. 특히나 스트레스에 시달리는 날에는 복식호흡이 자기도 알지 못하는 사이에 근육의 긴장이 풀어줍니다.

3단계에서 실시하던 복식호흡을 그대로 시행합니다.

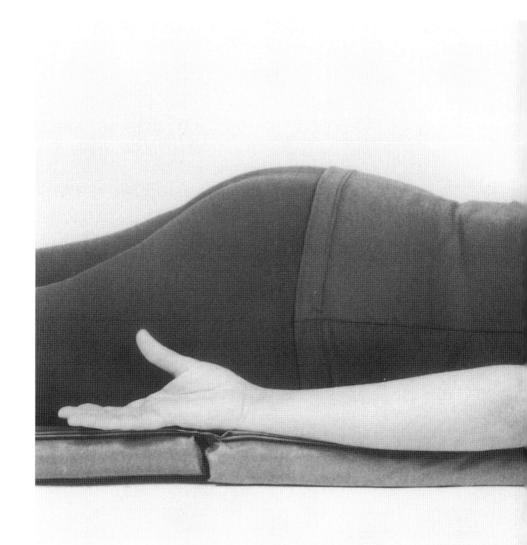

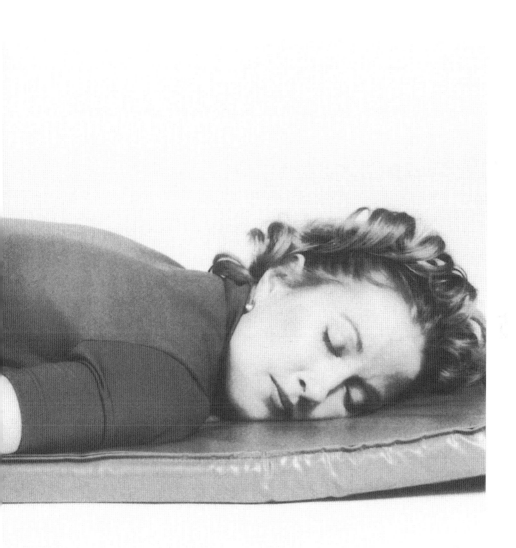

exercise 12. 수영자세

목적 이 운동은 앉거나 섰을 때 몸의 균형을 잡는 데 효과가 있습니다. 물에서 팔과 다리를 조화시켜 수영을 하듯이 중력 저항을 받으면서 땅에서 같은 동작을 취하면 엉덩이, 허벅지, 장딴지가 움직여 목, 어깨, 윗등, 아랫등과 같은 부위의 근육긴장을 풀어줍니다.
또한 수영자세 운동은 복근의 균형을 잡아줄 뿐 아니라 어깨와 다리도 튼튼하게 합니다.

자세 복근을 긴장시켜 치골을 매트에 확실히 밀착하여 몸이 좌우로 움직이지 않도록 합니다.

시작 손등에 이마를 대고 엎드립니다. 복근을 긴장시켜 치골을 매트에 밀착합니다. ❶

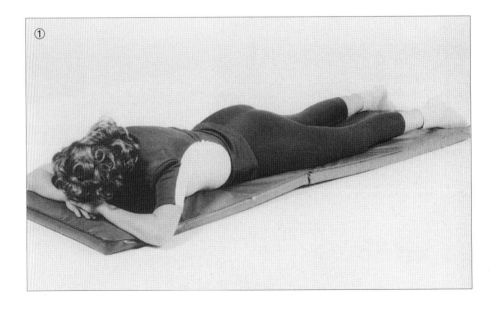

동작

하체 운동

▪한 번에 한 다리씩 무릎을 곧게 편 채 매트에서 엉덩이 높이까지 들어 올립니다. ❷

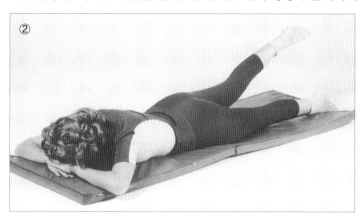

▪양다리를 모두 들어 올린 상태에서 서른을 셀 때까지 최대한 많이 물장구를 치듯 아래위로 다리를 움직입니다. ❸

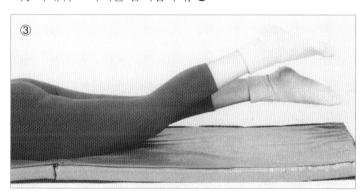

▪시작 자세로 돌아갑니다. ❹

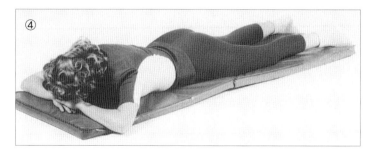

상체 운동

▪ 손바닥을 아래로 한 채 팔을 앞으로 내밀고 치골은 매트에 고정합니다.

▪ 팔을 약간 위로 들고 머리와 가슴을 매트에서 최대한 뗀 상태에서 얼굴은 전면을 응시합니다. 그리고 뒷목의 근육에 무리를 주지 않을 정도로 턱을 약간 당깁니다. ❶

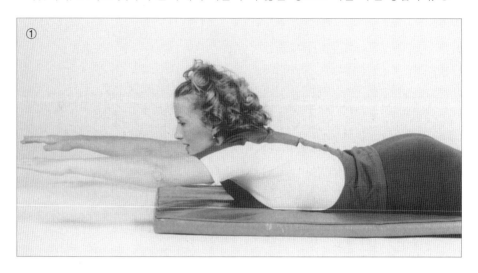

▪ 평형을 하듯이 팔꿈치를 구부린 상태로 최대한 뒤로 빼었다가 처음 자세로 돌아옵니다. ❷

▪ 서른까지 큰 소리로 세면서 최대한 많이 팔을 젓습니다.

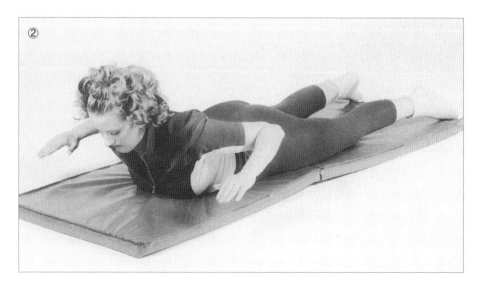

상하체 운동

▪ 수영에서의 물장구치기와 평형자세를 결합합니다. 서른까지 큰 소리로 세는 동안
  최대한 반복합니다. ❸, ❹

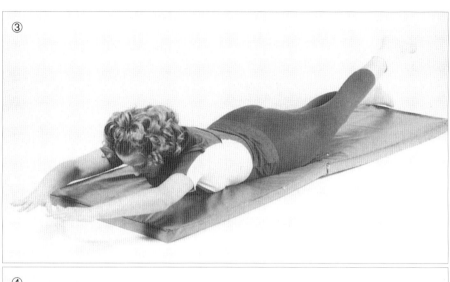

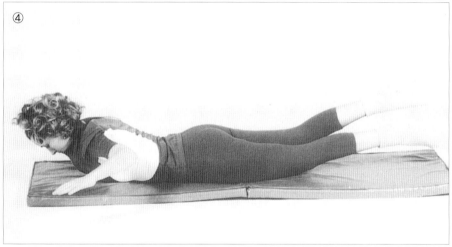

도움말 처음부터 무리하지 말고 조금씩 스트로크 횟수를 늘려 갑니다.

exercise 13. 코브라

이미 알고 있듯이 이 코브라 운동은 아랫등을 풀어주는 데 상당히 효과적인 운동 방법이며 기분을 상쾌하게 합니다.

자세
- 스트레칭을 시작하면서 척추를 바나나로 상상하고 목에서부터 가운뎃등, 아랫등 까지 천천히 구부립니다.
- 매트에서 일어날 때 엉덩이에 힘을 주면 척추를 늘이는 데 한계가 생깁니다. 그러 므로 팔을 이용해서 가장 편안한 정도까지만 상체를 일으킵니다. 반복할 때마다 상체를 더 많이 들고 엉덩이는 힘을 뺍니다.
- 등을 계속 이완하고 힘을 뺍니다. 팔을 이용해서 상체를 일으키고 두 어깨를 활 처럼 구부려서는 안 됩니다.
- 천장을 쳐다볼 때 뒷목의 근육이 긴장되지 않게 합니다. 목을 뒤로 젖히면서 가 슴에서부터 멀어지게 합니다. 이와 동시에 뒷목을 늘인다고 생각합니다.

동작
- 두 팔로 몸을 일으켜 세우면서 이마, 코, 턱이 순서대로 뒤로 가도록 고개를 뒤로 젖힙니다. ❶

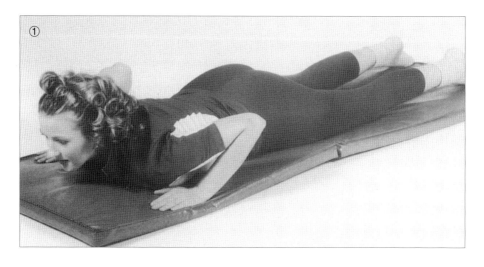

①

- 몸을 일으킬 때 얼굴은 앞을 응시하고 팔을 매트로 밀며 가슴을 벌립니다. 치골로 매트를 밀면서 몸을 지탱합니다. ❷
- 척추를 천천히 뒤로 젖히고 팔꿈치를 펴되 완전히 다 펴서는 안 됩니다.
- 천장을 똑바로 볼 수 있게 머리를 뒤로 젖힙니다. ❸
- 셋까지 큰 소리로 센 후 천천히 원위치합니다. ❹
- 6번 반복합니다.

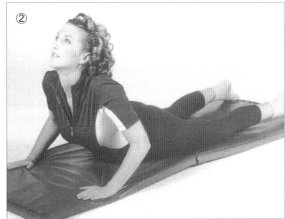

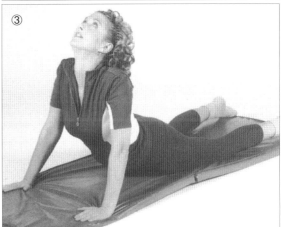

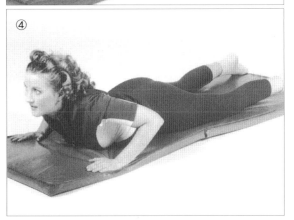

exercise 14. 얼굴운동 : 혀 스트레칭, X자/O자형 만들기, 주름 지우기

목적 다음의 얼굴 근육 운동은 얼굴과 목에 있는 대부분의 근육을 다듬고 강화하는 데 효과가 있습니다. 이 운동은 하면 할수록 얼굴이 편안하고 부드러워집니다. 특히 광대뼈와 목 근육을 다듬고 턱밑 살을 줄이며 코와 입 사이의 주름을 줄이는 데 효과가 있습니다. 또한 이마의 깊은 수평 주름과 눈썹 사이의 수직 주름을 펴줍니다. 이 세 가지 운동은 앞머리의 두통과 얼굴 긴장으로 인한 통증, 또는 불편을 없애고 수면 중 이갈이 같은 턱뼈의 문제도 완화시킵니다. 한편 대중 연설을 할 때 긴장해서 얼굴 근육이 찌푸려지는 경우에도 이 운동을 하면 긴장을 푸는 데 효과적입니다. 웃을 때는 17개의 근육이 필요한 반면 얼굴을 찌푸릴 때는 43개의 근육이 필요합니다. 그러므로 행복하고 즐겁게 사는 방법이 얼굴의 아름다움을 간직하는 최선의 방법입니다.

시작 매트 위에 다리를 꼬고 앉아 양손을 무릎에 올린 자세로 운동을 시작합니다.

혀 스트레칭

동작

- 혀를 아랫입술 밑으로 가능한 많이 내밉니다. 동시에 머리를 고정한 채 최대한 뒤와 위를 보려고 시도합니다.
- 여섯을 센 후 풀어줍니다.

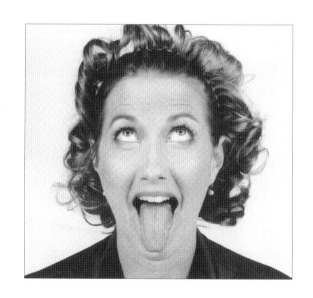

X자/O자형 만들기

자세 거울을 보면서 X자, O자 만들기와 주름 지우기를 연습합니다.

동작

▪ 최대한 과장된 표정으로 "X"를 발음하면서 턱을 앞으로 내밉니다. ❶

▪ 속으로 셋까지 센 후 풀어 줍니다.

▪ 최대한 과장된 표정으로 "O"를 발음하고 그 자세에서 미소를 짓습니다. ❷, ❸

▪ 속으로 셋까지 센 후 풀어 줍니다.

▪ "X"와 "O"를 번갈아 세 번씩 실시합니다.

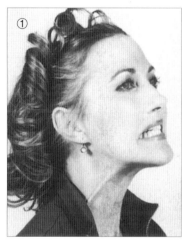 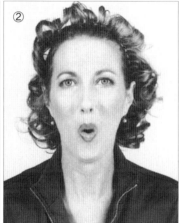 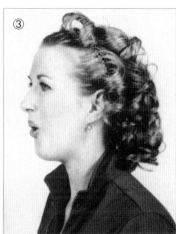

주름 지우기

동작

▪ 눈을 감습니다.

▪ 검지부터 약지까지의 세 손가락을 눈썹 바로 아래에 갖다 댑니다. ❶

▪ 손가락으로 부드럽게 눈썹을 눌러 줍니다. ❷

▪ 여섯을 큰 소리로 센 뒤 풀어 줍니다.

▪ 3번 반복합니다.

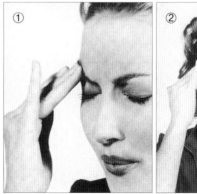 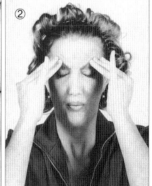

exercise 15. 마무리 복식호흡

열심히 운동한 후 복식호흡으로 몸 전체의 근육을 이완시킵니다.
이전에 하던 방식으로 마무리 운동을 실시합니다.

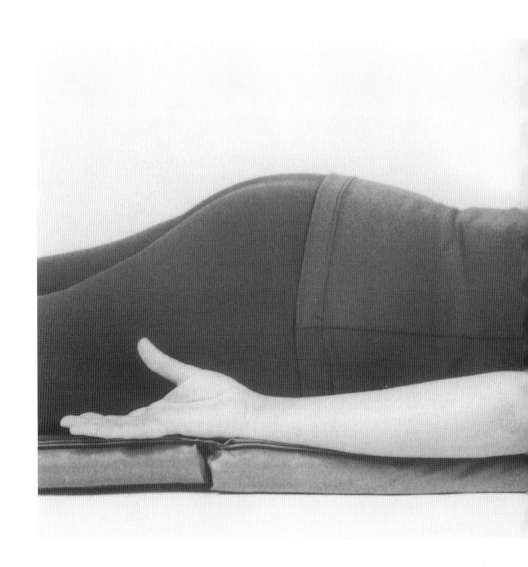

잘하셨습니다!

이제 어떤 때보다 더 튼튼하고 바른 자세가 만들어졌습니다. 훨씬 젊어 보일 뿐 아니라 기분도 한결 좋아졌으리라 생각합니다.

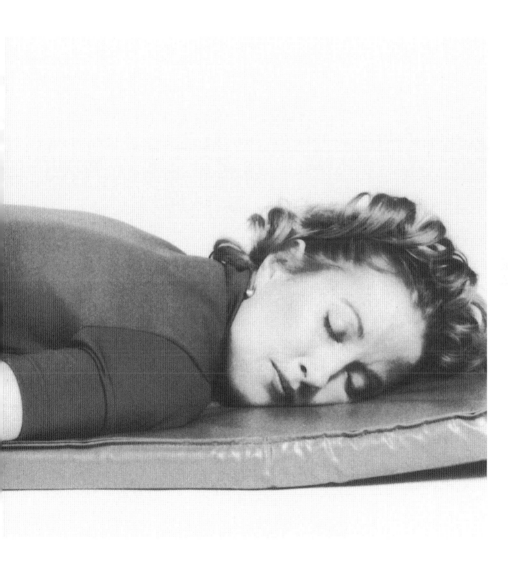

the core foundation 리뷰

1. 헤드 투 토우 준비운동

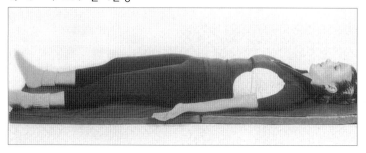

2. 데드 버그

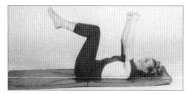 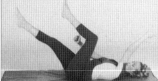 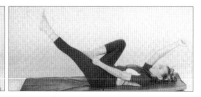

3. 복식호흡

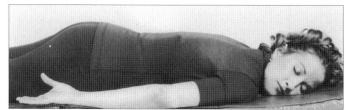

4. 코브라

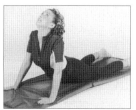

5. 글라이딩 버터플라이/발꿈치 부딪히기

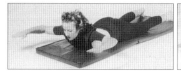 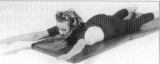 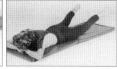 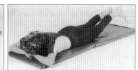

6. 삼단계 웨이트 골반 안정운동

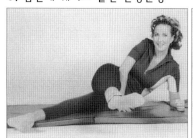 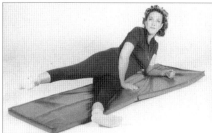 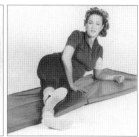

7. 사단계 슬굴근 스트레칭

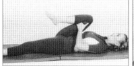 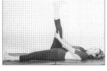 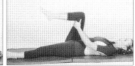 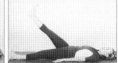

8. 인어운동

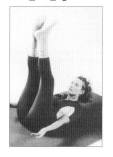

9. 가슴까지 무릎 접기

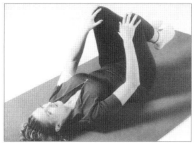 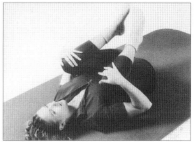

10. 누워서 척추 비틀기

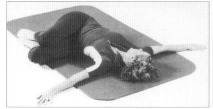 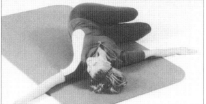

11. 복식호흡

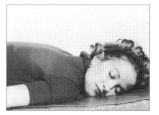

12. 수영자세

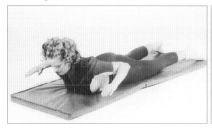 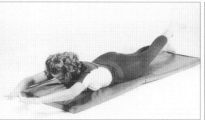 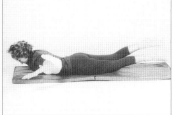

13. 코브라

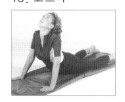

14. 얼굴운동

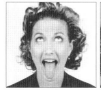

15. 마무리 복식호흡

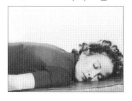

제9장 고급코어(The Ultimate Core)

3주 정도 중급운동을 실시하고 나면 당신은 이제 고급코어 운동을 할 준비가 된 것입니다. 이 고급코어 운동은 세 가지 프로그램 중 가장 힘든 것으로, 좀 더 격렬한 동작들이 들어 있습니다. 하지만 겁먹을 필요는 없습니다. 제 환자 중 상당수가 이 단계까지 도달하는데 그들 중에 많은 사람들이 60세 이상이며 80세인 사람도 있으니까요.

그리고 앞의 두 프로그램의 등척성 운동을 통해 등과 복근이 단련된 상태이므로 이제는 새로운 운동을 시도해 볼 만한 단계가 되었습니다. 고급코어는 아령과 더 무거운 발목 웨이트를 사용하는 등장성 운동과 한층 강화된 등척성 운동을 동시에 실시합니다. 이렇게 두 가지 운동을 결합하면 활기차게 삶을 살아갈 수 있는 능력과 잘 다듬어진 몸매를 갖게 될 것입니다.

고급코어 운동에는 세 가지 새로운 운동이 포함되어 있습니다. 그리고 이미 익숙해진 운동 중, 다섯 가지는 약간 힘들게 변형하였습니다.

주의할 점은 다른 지시가 없을 경우 누운 상태에서는 턱을 당기고 복근을 내밀고 골반을 배꼽 쪽으로 약간 기울인 상태에서 운동을 실시해야 한다는 것입니다.

운동을 시작하기 전에는 미리 발목 웨이트와 아령을 매트 가까이 놓아 필요 시 사용할 수 있게 준비합니다. 자기의 근력을 고려해서 0.9~2.3kg 정도의 아령과 0.9~2.3kg 정도의 발목 웨이트를 준비합니다. 가벼운 것부터 시작하여 근력이 증가함에 따라 무거운 것을 사용합니다.

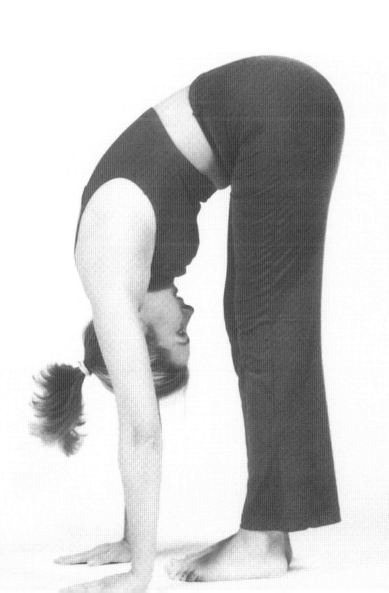

the ultimate core

exercise 1. 햇님 인사하기

목적 앞선 두 가지 코어 프로그램은 이 전통적인 요가동작을 하기 위해 근육의 유연성을 기르는 준비단계였다고 해도 과언이 아닙니다. 햇님 인사하기(sun salutation)는 글자 그대로(산스크리트어로 '태양에게 절하기'란 뜻입니다) 14가지의 개별적인 운동을 연속적으로 실시하면서 인사하듯 몸을 굽히거나 앞뒤로 스트레칭하는 것입니다. 줄어들려고 하는 부분은 모두 늘이고 약해진 부위는 모두 강하게 하여 몸매를 다듬고 몸을 강하게 만드는 것이죠.

그리고 이 놀라운 운동은 주요 관절의 확장과 굴곡의 완벽한 균형을 만들어 내고 척추와 엉덩이, 그리고 허리에 부하되는 정확한 무게를 잡아주어 골다공증과 관절염을 예방하는 효과가 있습니다.

한편, 이 운동에서 하는 스트레칭은 상당히 광범위하여 심지어 발바닥까지 포함됩니다. 그리고 완만한 동작들로 혈액과 림프의 순환을 촉진하고 폐활량을 늘리며 관절과 척추의 유연성을 높여 몸의 전체적인 균형과 조화를 이뤄줍니다.

평생 몸의 유연성을 유지하고 싶은 사람들에게 이 운동은 그야말로 가장 적합하다고 할 수 있습니다. 제 환자들 대부분은 아침에 자리에서 일어났을 때 몸이 경직되는 현상을 겪고 있었는데 이 운동으로 이를 상당히 완화할 수 있었습니다. 이 운동은 하루 2분 정도만 할애해도 큰 효과를 거둘 수 있습니다.

고급코어 운동의 나머지 운동들이 너무 힘들다면 이 햇님 인사하기 운동만은 반드시 실시하여 헤드 투 토우 준비운동을 제외한 중급코어 프로그램으로 몸을 재단련해야 합니다.

마지막으로 주의할 점은, 햇님 인사하기의 호흡법은 다른 운동과는 운동법이 다르기 때문에 시작하기 전에 반드시 지시사항을 숙지해야 합니다.

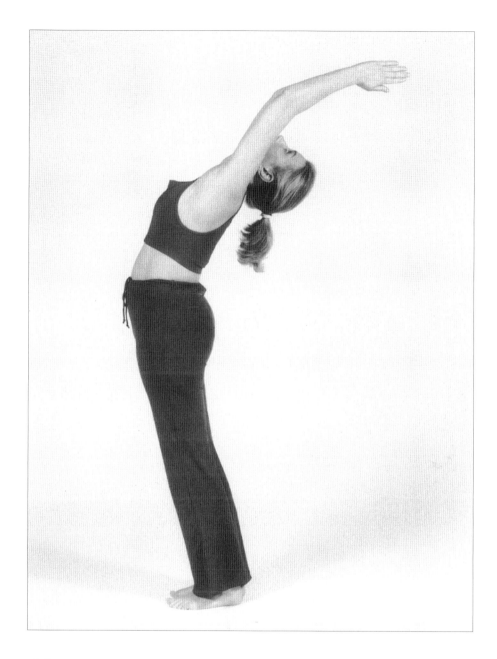

자세

▪ 뒤로 몸을 젖히거나 힘을 줄 때 숨을 내쉽니다.

▪ 엉덩이에 힘을 주어 척추를 보호합니다.

▪ 동작의 흐름은 자연스러워야 합니다.

동작

 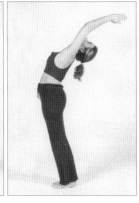 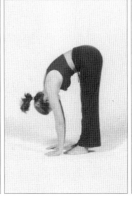 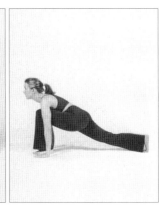

1. 마운틴

발을 모으고 바닥에 힘을 주고 섭니다. 이때 발바닥 전체에 몸무게가 고루 분산 되게 하고 손은 기도하는 자세로 가슴에 모읍니다.

2. 팔 들어올리기

하나, 둘, 셋을 세며 깊은 숨을 들이쉬었다가 내쉬면서 한 동작으로 팔을 머리 위로 들어 올립니다. 이때 양손바닥을 모아야 합니다. 숨을 내쉬면서 편한 자세로 최대한 머리와 등을 완만하게 뒤로 젖힙니다.

3. 머리에서 무릎까지

허리를 앞으로 굽히고 머리를 무릎 쪽으로 떨어뜨린 상태에서 양손으로 발등을 짚습니다(유연성에 따라 매트에 손을 댈 수도 있습니다). 필요하다면 무릎을 굽힙니다. 이 자세를 유지하면서 숨을 깊이 들이마셨다가 내쉽니다.

4. 찌르기 자세

오른발을 뒤로 뻗어 펜싱의 찌르기 자세를 취하면서 오른쪽 무릎을 살짝 굽히고 왼쪽 무릎은 곧추세웁니다. 몸을 위로 늘인 채 시선은 위를 보고 턱을 듭니다.

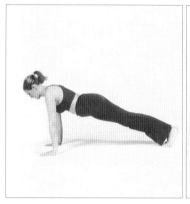 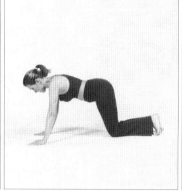 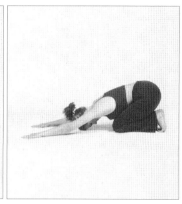

5. 판자 자세-팔 굽혀 펴기 자세

(판자처럼 몸을 일자로 편 자세)

숨을 들이쉬면서 왼쪽 발을 뒤로 움직여 오른쪽 다리와 나란히 놓고 두 다리를 모두 쭉 펴서 팔 굽혀 펴기 자세를 합니다. 복근에 힘을 주고 척추를 구부리지 않고 곧게 폅니다. 이 자세로 숨을 내쉬면서 복근에 더 힘을 줍니다.

6. 테이블 자세

숨을 들이쉬면서 무릎을 매트에 내려놓습니다.

7. 어린이 자세

엎드려 앞으로 팔을 뻗은 상태에서 무릎을 꿇습니다. 발가락으로 몸을 지탱하여 발바닥이 펴지도록 합니다.

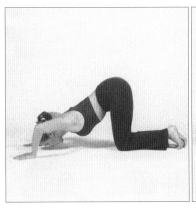 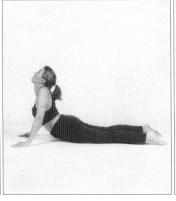 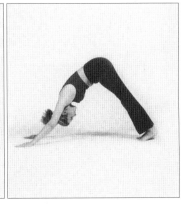

8. 고양이 자세

팔은 앞으로 뻗어 그대로 유지한 채 숨을 내쉽니다. 코를 매트 가까이에 대고 등은 고양이처럼 구부려 앞으로 미끄러져 갑니다.

9. 코브라 자세

가슴이 매트에 닿으면 발가락을 펴서 발등이 매트에 닿게 합니다. 머리를 뒤로 들어 젖히면서 숨을 내쉽니다. 팔을 펴면서 허리에서부터 뒤로 젖혀 등을 구부립니다. 엉덩이는 힘을 뺀 상태를 유지하고 가능하다면 골반을 매트에 붙입니다. 불편하지 않을 만큼 최대한 뒤로 젖히고 팔을 폅니다. 숨을 내쉽니다.

10. 내려다보는 강아지 자세
(뒤집혀진 V자형 자세)

숨을 들이쉬고 팔, 엉덩이, 발을 이용하여 뒤집혀진 V자형 자세를 만듭니다. 팔과 다리를 곧게 펴고 손바닥과 발로 매트를 힘껏 누릅니다. 그리고 어깨에서부터 손까지, 꼬리뼈에서부터 발까지를 늘립니다. 발꿈치가 매트로 향하도록 최대한 땅에 붙입니다. 이 자세를 유지한 채 호흡을 한 번 더 합니다.

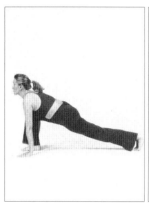 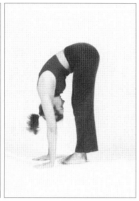 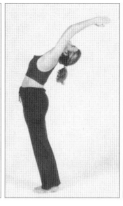 

11. 찌르기 자세

숨을 들이쉬면서 오른쪽 무릎을 굽혀 오른발이 손바닥과 나란히 되도록 앞으로 내밉니다. 자연스럽게 되지 않으면 발을 들어서 손과 나란히 되도록 놓습니다. 오른쪽 무릎은 곧추 세웁니다. 왼발은 뒤로 뻗은 상태에서 무릎을 살짝 굽히고 발가락은 팔 굽혀 펴기 자세에서처럼 구부립니다. 숨을 내쉬고 엉덩이를 약간 떨어뜨리면서 몸을 더 늘리고 위 허벅지의 앞부분을 스트레칭합니다.

12. 머리에서 무릎까지

숨을 들이쉬고 왼발을 앞으로 가져와 오른발과 나란히 놓은 채 두 다리를 모두 뻗습니다. 이때 손바닥은 매트 위에 붙이고 머리는 무릎 방향으로 하여 숨을 내쉽니다. 손바닥이 땅에 닿지 않으면 무릎을 굽혀서 닿게 합니다.

13. 손들기

숨을 들이쉬면서 무릎을 약간 굽히고 양 엉덩이에 힘을 줍니다. 이 상태에서 팔에 힘을 빼고 손바닥을 붙입니다.

14. 몸 뒤로 젖히기

두 손을 모은 다음 팔을 머리 위로 올리고 손을 머리 뒤로 젖힙니다. 이때 숨을 들이쉬면서 가슴을 올려 벌립니다.

15. 마운틴

손바닥을 모은 채 팔꿈치를 굽히고 손을 가슴 높이까지 내려 기도하는 자세로 돌아옵니다. 4초 동안 숨을 들이마십니다.

7초 동안 숨을 멈춥니다. 여덟을 세면서 숨을 내쉽니다.

왼발을 시작으로 전체 과정을 반복합니다.

exercise 2. 스쿼트

목적 이 운동은 앉았다가 일어서거나 계단을 오르내릴 때 편하고 쉽게 하는 데 효과가 있습니다. 다리에 여분의 힘이 생기면 다른 스포츠를 할 때도 도움이 됩니다. 또한 물건을 드는 데도 효과가 있습니다. 두 명의 자녀를 둔 엄마인 저도 그 효과를 증명할 수 있습니다. 이 운동은 엉덩이, 허벅지, 장딴지의 근육을 길러줄 뿐만 아니라, 복근과 아랫등의 힘 기르기를 목표로 합니다.

노트 1.7kg 정도의 아령을 준비합니다.

자세
- 발을 매트에 붙인 채 몸무게를 무릎 뒤에 실어 무릎이 긴장되지 않게 합니다.
- 화장실 변기에 앉는 것처럼 깊숙이 앉습니다.
- 발꿈치에 문제가 있을 경우, 다시 말해 마지막 자세에서 발이 바닥에 평평하게 붙지 않을 경우 나무 조각을 발꿈치 밑에 대줍니다.

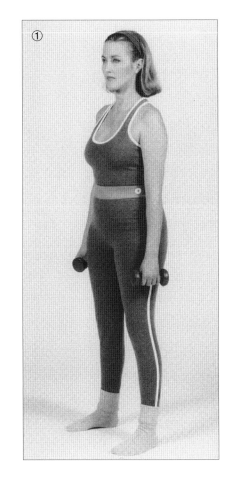

시작 복근을 수축한 채 발을 어깨 넓이보다 조금 더 벌려 섭니다.
아령을 양손에 나누어 쥐고 손바닥이 몸쪽을 향하게 합니다. ❶

동작
- 발바닥을 매트에 붙인 채 엉덩이를 뒤로 뺍니다. 무릎뼈(슬개골)를 두번째 발가락과 나란히 합니다.

- 손이 장딴지 중간까지 내려올 정도로 몸을 낮추면서 큰 소리로 셋까지 셉니다. 이때 허벅지가 매트와 거의 수평이 되도록 합니다. ❷
- 잠시 멈춥니다.
- 셋까지 큰 소리로 세면서 대퇴사두근을 힘껏 위로 올립니다. 일어선 자세가 되면 등을 곧게 펴고 엉덩이에 힘을 주어 엉덩이와 허벅지, 장딴지의 근육을 긴장시킵니다.
- 8회 반복합니다.

노트 다음 운동을 시작하기 전에 아령을 옆으로 치워놓습니다.

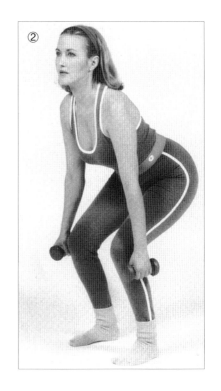

주의

- 발가락보다 무릎이 앞으로 나올 정도로 많이 굽히면 안 됩니다. 무릎 슬개골 뒤의 연골에 무리를 주기 때문입니다.
- 무릎을 서로 부딪쳐서는 안 됩니다. 이렇게 하면 무릎 관절의 안쪽 연골에 무리를 줍니다.

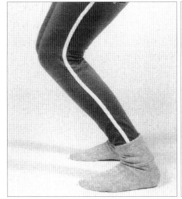
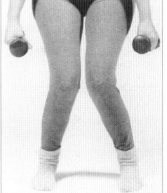

통증해소 계단을 내려갈 때 통증을 느끼면 내려가면서 엉덩이에 힘을 주십시오. 이렇게 하면 관절에 주는 무리를 줄여 불편함을 예방할 수 있습니다.

exercise 3. 더블 데드 버그

목적 중급코어 프로그램에서 실시했던 데드 버그 운동을 강화합니다. 이 운동으로 복근강화 운동의 강도를 한 단계 높이는 동시에 팔과 다리를 몸 중심에서 멀리 움직여 저항을 높여 주게 됩니다.

처음에는 꽤 힘이 들 수 있지만 복근이 강화되면 적응하기가 쉽습니다. 처음에는 서른까지 셀 동안 이 운동을 지속하고 차츰 예순까지 늘려 나갑니다.

자세

- 팔을 머리 뒤로 넘길 때는 팔꿈치를 구부려서는 안 됩니다.
- 어깨를 매트에 붙입니다.
- 상반신이 좌우로 움직인다고 느껴지는 것은 복근을 지속적으로 수축하고 있지 않기 때문입니다.
- 등을 밀착하여 안정적인 자세를 취합니다.
- 팔을 올릴 때 마치 히치 하이킹할 때처럼 엄지손가락이 천장을 향하도록 하면 어깨의 회전근개 손상을 예방할 수 있습니다.

시작 무릎을 굽히고 발바닥을 매트에 댄 채 눕습니다. 팔을 굽혀 복근에 손바닥을 댑니다. 턱을 아래로 당겨 뒷목을 늘리고 등을 매트에 붙입니다. ❶

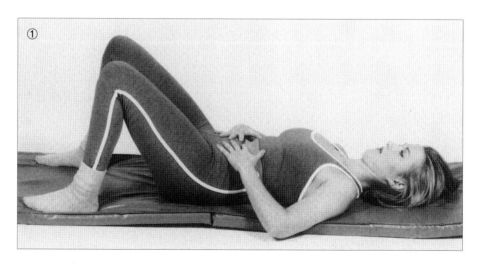

동작

파트 I

- 복근을 수축합니다.
- 무릎을 가슴 쪽으로 들어 올립니다. 팔을 천장을 향해 곧게 들어 올리고 엄지손가락은 천장을 향합니다. ❷

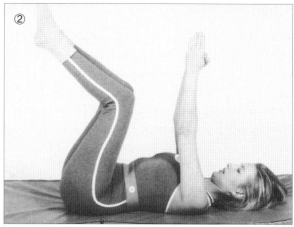

파트 II

- 복근을 수축합니다. 두 다리를 45도 각도로 올리면서 두 팔을 머리 위로 뻗습니다. ❸
- 파트 I, II의 동작을 결합하여 조개껍질이 열렸다가 닫히듯이 팔과 다리를 서로 모았다가 벌립니다. 운동하는 동안에는 아랫등을 매트에 확실히 밀착시켜야 합니다. 처음에는 서른까지 세는 동안 최대한 많은 횟수를 실시하고, 차츰 예순까지 세는 동안으로 운동량을 늘립니다. ❹

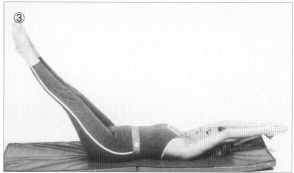

주의

- 등을 구부려서는 안 됩니다.

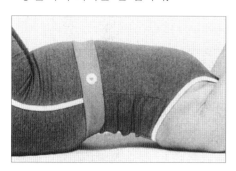

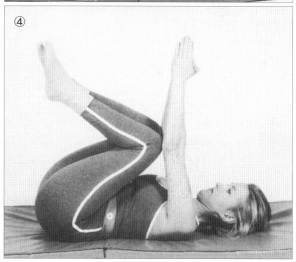

exercise 4. 팔 굽혀 펴기

목적 이 팔 굽혀 펴기 운동은 당신이 학창시절에 시도했다가 결국 실패했던 바로 그 운동입니다. 하지만 이제는 상체의 근력을 키웠기 때문에 당신도 할 수 있습니다 (남학생들은 여학생에 비해 상체가 발달해 이 운동을 쉽게 할 수 있습니다). 팔 굽혀 펴기는 몸에 상당히 유익한 운동으로, 특히 허리가 몸을 바르게 지탱할 수 있도록 해 주며 뼈를 튼튼하게 합니다. 또한 골다공증 예방에 효과가 있으며 팔을 다듬고 튼 튼하게 하는 데도 좋은 운동입니다.

여성형 팔 굽혀 펴기를 18회 반복할 수 있으면 전통 팔 굽혀 펴기 자세로 실시합니다.

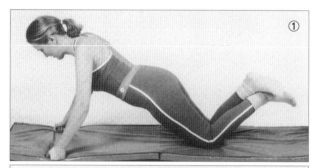

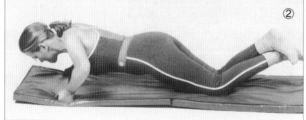

여성형 팔 굽혀 펴기

시작 매트에 무릎을 꿇고 발목을 서로 어긋나게 합니다. 팔을 앞으로 뻗은 상태에서 주먹이나 손바닥을 매트에 대고 어깨 넓이 정도로 벌린 자세에서 자세를 낮춥니다. 복근을 긴장시키고 뒷목을 늘려 턱을 당깁니다. ❶

동작

- 팔꿈치를 굽혀 가슴을 매트 쪽으로 낮추는 자세에서 등, 목, 머리를 일직선으로 유지합니다. ❷

- 이 자세에서 잠깐 멈춘 다음 천천히 처음 동작으로 돌아갑니다.

- 이 동작을 6회 반복하면서 큰 소리로 횟수를 셉니다. 한 번 할 때 6회씩 증가시켜 점차적으로 18회까지 늘립니다.

주의

- 등을 구부려서는 안 됩니다.
- 복근의 긴장을 풀어서는 안 됩니다.

전통 팔 굽혀 펴기

자세

- 복근과 엉덩이를 긴장시켜 척추를 보호합니다.
- 몸을 통제할 수 있을 만큼만 낮춥니다.
- 팔을 펼 때 팔꿈치를 완전히 펴지 않습니다.

시작 주먹이나 손바닥을 매트에 대고 어깨 넓이만큼 벌립니다. 다리를 뒤로 뻗고 발가락으로 몸을 지탱합니다. 복근을 긴장시키고 뒷목을 늘려 턱을 당깁니다. ❶

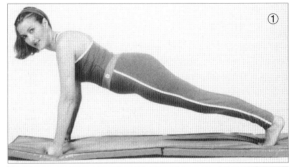

동작

- 목, 등, 머리를 일직선으로 유지한 채 팔을 굽혀 가슴을 매트 쪽으로 낮춥니다. 최대한 아래로 내리지만 팔꿈치가 어깨 위로 올라와서는 안 됩니다. 대략적인 팔꿈치의 높이는 바닥에서 약 10~15cm 정도로 합니다. ❷

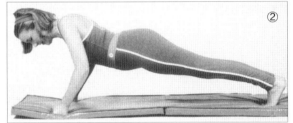

- 잠깐 멈춘 다음 천천히 처음 자세로 돌아옵니다.
- 6회 반복하는 동안 횟수를 큰 소리로 외칩니다. 한 번 할 때 6회씩 증가시켜 점차적으로 18회까지 실시합니다.

주의

- 등을 구부려서는 안 됩니다.
- 등을 활처럼 구부려서는 안 됩니다.
- 이 두 가지 자세는 등을 긴장시키게 됩니다.
- 팔목이 안쪽을 향하도록 하면 팔목에 무리가 갑니다.

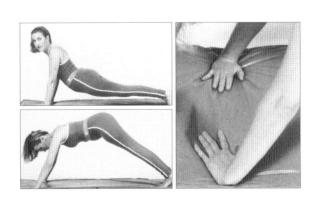

exercise 5. 아령을 이용한 버터플라이/
웨이트를 이용한 발꿈치 부딪히기

목적   이 운동은 기초코어 프로그램에서 실시한 운동에 아령과 발목 웨이트를 추가한 것으로, 뼈에 붙은 근육에 부가적인 힘을 가하여 뼈세포의 성장을 촉진합니다. 이 2단계 운동은 엉덩이의 균형을 잡아주고 허벅지의 안팎을 튼튼하게 합니다. 또 허벅지의 군살을 제거하여 몸매를 가다듬고 엉덩이를 팽팽하게 만들어 줍니다.

아령을 이용한 버터플라이
자세
- 머리와 목과 귀가 어깨와 일직선상에 있어야 합니다. 턱을 아래로 당기고 얼굴은 바닥을 봅니다.
- 매트에서 다리를 떼지 않습니다.

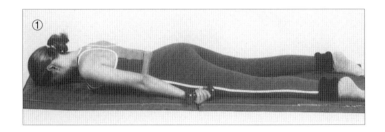

시작   발목 웨이트를 차고 아령은 손바닥으로 잡습니다. 이마를 매트에 기댄 채 엎드립니다. 팔은 몸 옆에 두고 손바닥이 위로 향하게 합니다. ❶

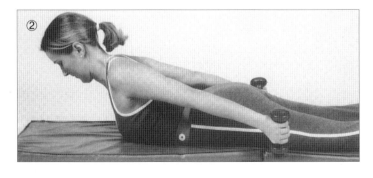

동작
- 복근을 수축하고 치골로 매트를 밀어내며 어깨죽지를 최대한 조입니다. 그리고 뒷목을 늘려 턱을 몸 쪽으로 약간 잡아당기고 시선은 아래를 향합니다.

- 어깨죽지를 뒤로 접으면서 가슴을 매트에서 천천히, 그리고 최대한 들어올립니다. 동시에 양팔도 엉덩이 높이로 들어올립니다. ❷

- 큰 소리로 여섯을 셀 때까지 이 자세를 유지하고 자세를 풉니다.
- 아령을 내려놓고 발꿈치 부딪히기를 할 준비를 합니다.

웨이트를 이용한 발꿈치 부딪히기

시작 손등으로 베개를 만들어 이마를 대고 엎드리고 복근을 수축하여 치골을 매트에 밀착합니다. ❶

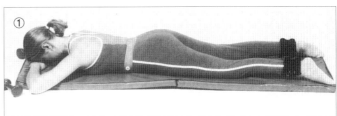

동작

- 다리를 엉덩이 높이만큼 매트에서 들어올려 어깨 넓이 정도로 벌립니다. ❷

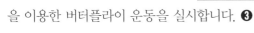

- 발꿈치를 재빨리 부딪친 다음 어깨 넓이 위치로 돌아갑니다. 이때 발가락은 아래를 향합니다. 이 동작을 이십을 세는 동안 최대한 많이 실시합니다.

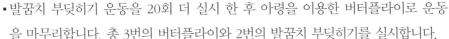

- 다리를 매트에 내려놓고 아령을 이용한 버터플라이 운동을 실시합니다. ❸
- 발꿈치 부딪히기 운동을 20회 더 실시 한 후 아령을 이용한 버터플라이로 운동을 마무리합니다. 총 3번의 버터플라이와 2번의 발꿈치 부딪히기를 실시합니다.

도움말

- 아랫등에 불편함을 느끼면 복근을 수축하여 치골을 매트에 더 붙입니다.
- 불편함이 계속되면 배 밑에 베개를 깔고 치골을 베개에 밀착합니다.

노트 다음 운동을 위해 아령은 옆에 치워놓습니다. 발목 웨이트는 중급 프로그램의 골반 안정운동에서 사용한 웨이트보다 0.45kg 이상 무거운 것으로 사용합니다.

exercise 6. 삼단계 고급 골반 안정운동

목적 중급 프로그램에서 사용했던 발목 웨이트보다 무거운 웨이트를 사용하여 다리 근육과 둔근을 강화합니다. 허벅지와 엉덩이의 지방이 없어지는 대신 근육이 눈에 띄게 형성될 겁니다.

각 다리에 1.4kg짜리 발목 웨이트로 처음 3주간 운동한 뒤에 적절하다고 판단되면 1.8kg짜리 웨이트로 바꾸어 3주간 사용한 후 다시 2.3kg짜리 웨이트로 교체합니다. 한쪽의 운동이 끝나면 반대쪽도 실시합니다.

1단계 : 슬굴근 사이드 킥

자세 팔로 골반을 안정적으로 지지하는 자세가 중요합니다. 이렇게 해야 슬굴근을 스트레칭할 수 있으며 엉덩이 굴근이 무리하게 사용되는 것을 막을 수 있습니다.

시작 몸을 왼쪽으로 기대고 왼쪽 팔꿈치로 몸을 지지합니다. 상체를 일으켜 세우면서 복근을 수축시키고 몸의 무게는 왼쪽 팔꿈치로 지탱합니다. 왼손은 주먹을 쥐고 매트 위에 놓습니다. 다리를 곧게 펴 포갠 상태에서 상체와 45도 각도를 유지합니다. 몸 앞으로 오른팔을 놓고 손바닥은 매트에 붙입니다. 그리고 오른쪽 팔꿈치를 수축한 복근에 대고 팔꿈치로 골반을 눌러 뒤로 넘어가지 않게 합니다. ❶

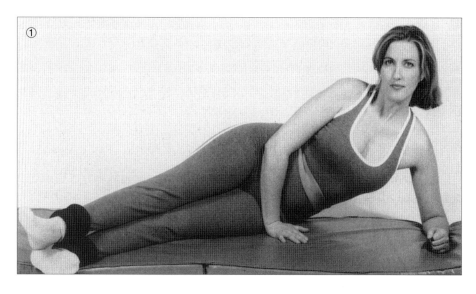

①

동작

- 오른쪽 다리를 8cm 정도 들어 올립니다. 발을 움직이면서 가능한 앞으로 멀리 찹니다. 골반에 오른쪽 팔꿈치를 붙여야 합니다. ❷

- 처음 동작으로 돌아갑니다.

- 여섯까지 큰 소리로 세면서 6번 반복합니다.

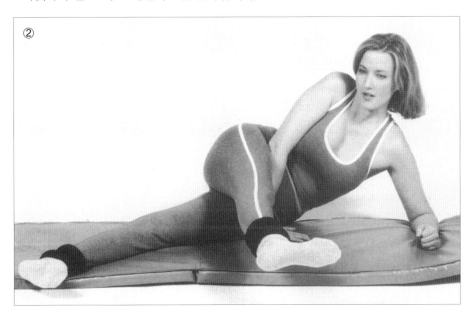

②

주의

- 앞으로 몸이 기울어져서는 안 됩니다.

- 몸이 뒤로 넘어가서도 안 됩니다. 아래 사진의 두 자세는 운동효과를 감소시킵니다.

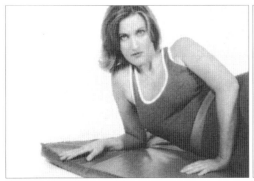 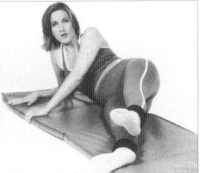

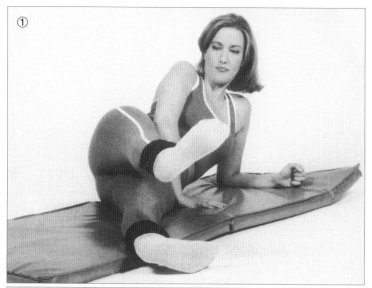

2단계 : 둔근 다듬기

시작 처음 자세에서 왼쪽으로 누워 발을 움직이면서 오른쪽 다리를 15cm 가량 듭니다. ❶

동작
- 다리를 뒤로 찹니다. ❷
- 처음 자세로 돌아옵니다.
- 여섯까지 큰 소리로 세면서 6회 반복합니다.

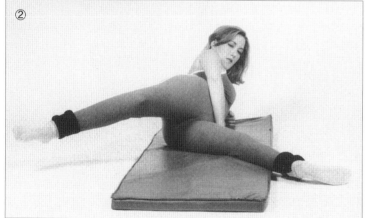

주의 다리를 너무 멀리 뻗어서 등이 굽지 않도록 합니다.

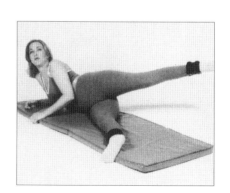

3단계 : 발목 돌리기

자세 팔뚝으로 골반을 받치는 일이 중요합니다. 이렇게 해야 안정된 자세를 유지할 수 있으며 뒤로 넘어가지 않습니다.

시작 처음 자세에서 왼쪽으로 기대어 오른발을 돌려 발가락이 천장을 향하도록 합니다. ❶

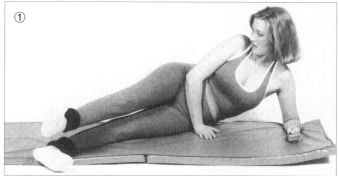

동작

- 오른발을 15cm 가량 들어 올리고 오른쪽 팔꿈치를 골반에 밀착시킵니다. ❷
- 다리를 시계 방향으로 회전하면서 오른쪽 발꿈치를 왼쪽 발에 6번 부딪칩니다. 횟수를 큰 소리로 셉니다. 그런 후 시계 반대 방향으로 동일하게 실시합니다.
- 왼쪽 다리로도 삼단계를 실시합니다.

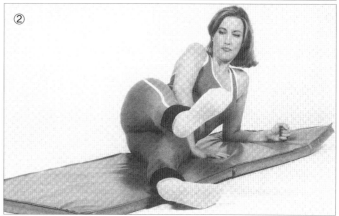

노트 다음 운동을 시작하기 전에 발목 웨이트를 제거합니다.

도움말

- 다리를 지시한 높이만큼 들어 올릴 수 없으면 가능한 만큼만 올립니다.
- 운동을 하면서 엉덩이 옆에 통증이 올 수 있습니다. 하지만 운동을 마친 후 몇 초간 마사지를 하면 나아집니다.
- 지시한 횟수만큼 반복할 수 없으면 휴식을 취한 후 다시 합니다.

exercise 7. 고급 인어운동

목적 중급 프로그램과 달라진 점은 다리의 각도입니다. 상체에서부터 더 멀리 다리를 움직이면서 무릎을 곧게 펴야 하므로 한층 강도가 높아진 운동입니다. 이 운동은 복근 근육 강화에 큰 효과가 있습니다. 또한 척추를 안정시키는 데에도 탁월한 효과가 있습니다.

노트 숨 쉬기 방법이 약간 다르다는 점을 주의해야 합니다.

자세 이 운동이 힘들면 다리를 몸쪽으로 더 붙입니다.

시작 다리를 공중에 곧게 펴서 누운 자세로 양 발꿈치를 붙이고 발가락은 밖으로 향하게 합니다. 안쪽 허벅지도 함께 붙여 다리와 상체가 직각을 이루게 합니다.
손바닥을 위로 한 채 팔을 곧게 펴서 몸 옆에 놓습니다.
복근을 긴장시키고 목을 늘이면서 아랫등을 매트에 밀착합니다. ❶

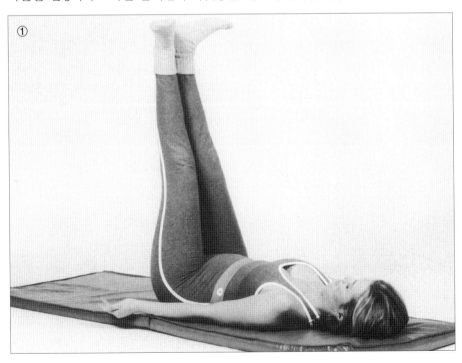

동작

- 처음 시작한 각도의 1/3 정도 까지 다리를 내리면서 어깨와 등을 매트에서 가능한 많이 들어 올립니다. 손을 엉덩이 높이만큼 들어 올립니다.
- 손바닥을 위로 한 채 숨을 들이쉬면서 여섯을 세는 동안 팔을 흔듭니다. ❷
- 손바닥을 아래로 한 채 숨을 내쉬면서 여섯을 세는 동안 팔을 흔듭니다. ❸
- 6회 반복합니다.
- 다리를 시작 자세로 돌리고 상체를 매트에 내려놓습니다.
- 무릎을 구부리고 다리를 내립니다.

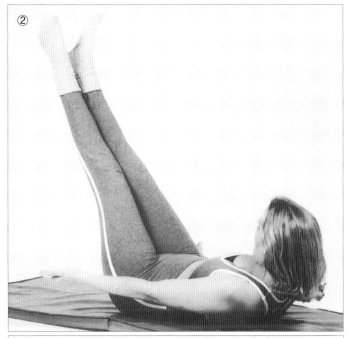

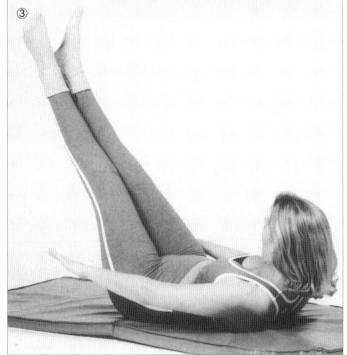

exercise 8. 복식호흡

목적 힘든 운동 후에는 휴식이 필요합니다. 아래, 가운데, 윗등을 공기로 채워나가며 갈비뼈가 이완되는 것을 느껴보세요.

시작 팔을 몸통 옆에 두고 엎드립니다. 머리를 오른쪽으로 돌립니다.

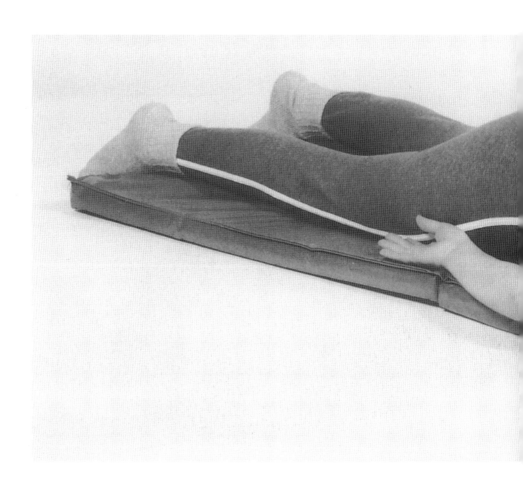

동작

- 코를 통해 천천히 넷을 셀 때까지 숨을 들이마셔 배와 폐에 공기를 가득 채웁니다.
- 7초간 숨을 멈춥니다.
- 여덟을 큰 소리로 세면서 코를 통해 숨을 내보냅니다.
- 고개를 반대 방향으로 돌린 후 반복합니다.

도움말

- 숨을 들이쉴 때 따뜻한 공기가 온몸으로 흐른다는 상상을 합니다.
- 완만하게 숨을 내쉬면서 모든 근육의 긴장이 풀어진다는 상상을 합니다.

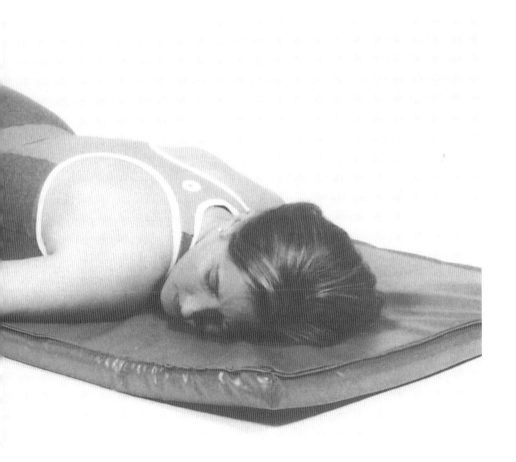

exercise 9. 슈퍼 크로스 익스텐션

목적 기초코어 프로그램의 운동에 비해 상당히 강도를 높인 운동으로 발목 웨이트와 아령을 활용합니다. 0.45kg 웨이트와 아령을 3주 가량 사용한 다음 0.9kg 정도의 웨이트와 아령을 다시 3주간 사용합니다. 최종 목표는 1.4kg 정도의 웨이트와 아령입니다.

당신은 이제 상당히 많은 근육을 강화하였고, 자세도 많이 좋아졌습니다. 따라서 앉고 일어서는 동작이 그 어느 때보다 편안할 겁니다.

자세
- 이마를 매트에 대고 뒷목을 길게 똑바로 늘입니다.
- 척추의 안정을 위해 치골을 매트에 확실히 밀착합니다.

시작
- 발목 웨이트를 찹니다.
- 매트에 이마를 대고 엎드립니다.
- 양손에 각각 0.45kg짜리 웨이트를 들고 두 팔을 앞으로 뻗습니다. 뒷목을 늘이고 복근을 긴장시킨 상태에서 치골을 매트에 밀착합니다. ❶

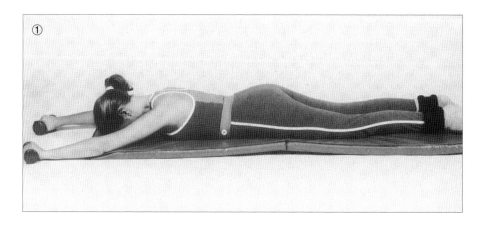

동작

▪ 오른쪽 팔을 몸 앞쪽으로 해서 최대한 늘이고 8~15cm 정도를 들어주는 것과 동시에 왼쪽 다리를 8~15cm 정도 들어 올립니다. 이때 발가락은 최대한 뒤쪽으로 향합니다. ❷

▪ 이 자세를 여섯까지 큰 소리로 센 후 풀어줍니다.

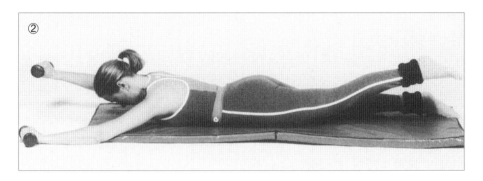

▪ 처음 자세로 돌아가 반대쪽 팔과 다리로 반복합니다. ❸

▪ 세 번 반복합니다.

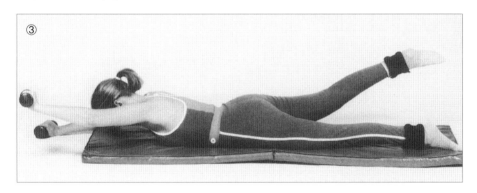

도움말

▪ 손을 앞으로 최대한 뻗는다고 생각하는 동시에 발은 뒤로 최대한 뻗는다고 생각합니다. 이 상태에서 몸이 늘어난다고 생각합니다.

노트 다음 운동을 하기 전에 발목 웨이트를 제거합니다.

exercise 10. 코브라

목적 이 운동의 효과는 탁월하여 고급 프로그램에서도 실시합니다. 웨이트를 사용한 운동 후에 이 운동을 실시하면 전신 확장 효과를 볼 수 있습니다.

자세
- 스트레칭을 시작하면서 척추를 바나나처럼 목에서부터 가운뎃등, 그리고 아랫등까지 천천히 구부립니다.
- 매트에서 일어날 때 엉덩이에 힘을 주게 되면 척추를 늘이는 데 한계가 있습니다. 그러므로 팔을 이용해서 가장 편안한 정도까지만 상체를 일으킵니다. 반복할 때마다 상체를 더 많이 들고 엉덩이는 힘을 뺍니다.
- 등을 계속 이완하고 힘을 뺍니다. 팔을 이용해서 상체를 일으키고, 이때 두 어깨를 활처럼 구부려서는 안 됩니다.

시작 엎드린 상태에서 턱을 약간 듭니다. 손바닥을 어깨 옆 매트 위에 둡니다. 발등을 매트 위에 붙입니다. ❶

동작
- 두 팔로 몸을 일으켜 세우면서 이마, 코, 턱 순으로 고개를 약간 뒤로 젖힙니다. ❶

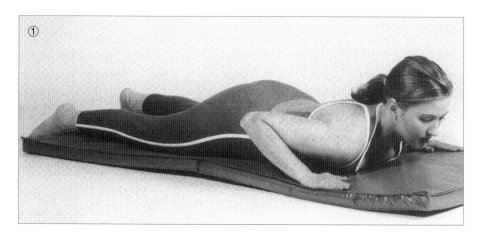

- 몸을 일으킬 때 얼굴은 앞으로 하고 팔로 매트를 밀며 가슴을 벌립니다. 그리고 치골로 매트를 밀면서 몸을 지탱합니다. ❷
- 척추를 천천히 뒤로 젖히고 팔꿈치를 펴되 완전히 다 펴서는 안 됩니다.

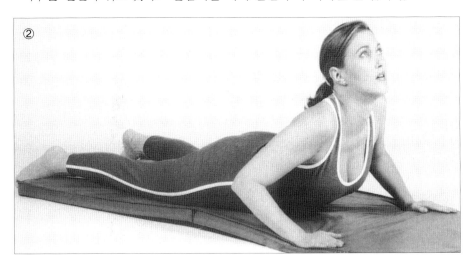

- 천장을 똑바로 볼 수 있게 머리를 뒤로 젖힙니다. ❸
- 셋까지 큰 소리로 센 후 천천히 원위치합니다.
- 6번 반복합니다.

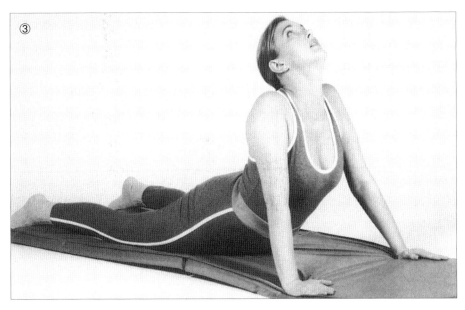

exercise 11. 마무리 복식호흡

마무리 운동으로는 모든 근육을 이완시키는 것이 가장 좋은 방법입니다. 복식호흡을 이전에 했던 방식 그대로 시행합니다.

강력한 코어의 완성

여러분은 드디어 고급코어 프로그램을 마치셨습니다. 이제 여러분의 몸은 원활하게 움직일 뿐 아니라 자세도 좋아졌습니다. 또한 몸도 가볍고 기분도 한결 상쾌합니다. 이런 결과는 코어 프로그램을 통해 평생동안 지속될 수 있습니다.

이제까지 실시한 세 가지 프로그램 중 한 가지를 먼저 선택하여 운동을 해도 효과를 볼 수 있습니다. 일주일 동안 감기에 걸려 고급 프로그램이 너무 힘들다는 생각이 들 때도 있을지 모릅니다. 그리고 저처럼 최근에 출산을 하였다면 더 힘들 수 있습니다. 하지만 저는 출산 후 최대한 빨리 기초코어 프로그램을 실시하면서 여기에 고급 프로그램의 햇님 인사하기를 첨가했습니다. 운동을 시작하자 사소한 불편함은 곧 사라졌고 금방 고급코어 프로그램을 할 수 있을 정도로 몸이 빨리 회복되었습니다.

제 환자들은 코어 프로그램을 실시할수록 운동을 계속하고 싶다는 생각이 든다고 말합니다. 코어 프로그램 운동을 하지 않으면 금방 몸이 굳어지고 뻐근하기 때문입니다. 뿐만 아니라 몸 움직임이 자유롭지 못하

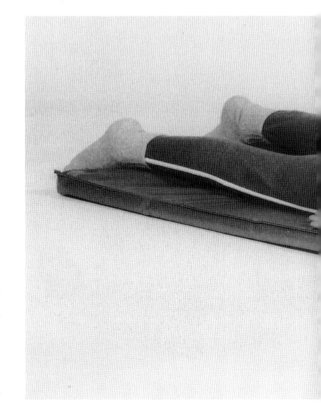

고 자세도 똑바로 서지 못합니다. 코어 프로그램 운동을 해본 사람들은 운동 효과를 늘 보고 있기 때문에 이런 불편함을 참지 못하는 것입니다.

여러분도 이와 비슷한 반응을 보일지도 모르지만 코어 프로그램에 따라 운동을 한다면 늘 최고의 기분을 유지할 수 있습니다.

축하드립니다!

여러분의 몸은 최고로 건강하고 튼튼합니다. 멋진 몸매로 상쾌한 기분을 느끼십시오.

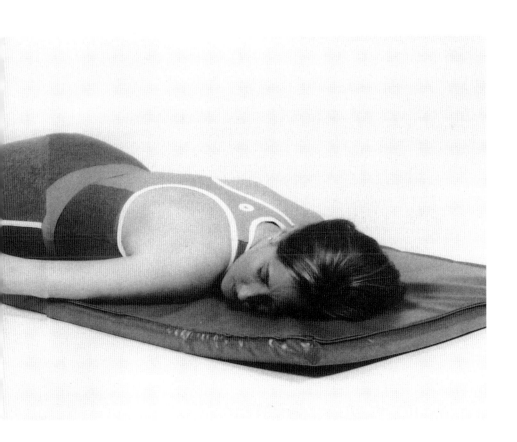

the core foundation 리뷰

1. 햇님 인사하기

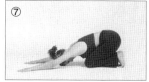

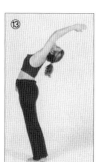

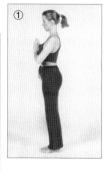

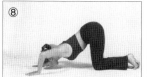

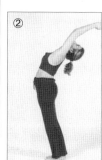

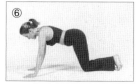

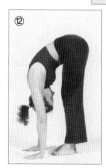

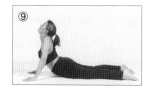

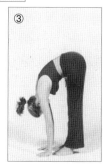

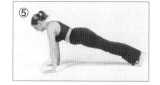

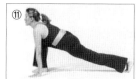

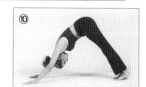

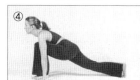

2. 스쿼트

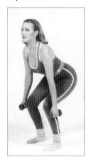

3. 더블 데드 버그

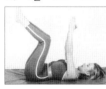 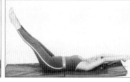

4. 팔 굽혀 펴기

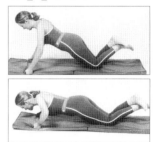

5. 아령을 이용한 버터플라이/웨이트를 이용한 발꿈치 부딪히기

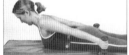 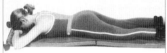 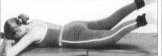 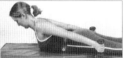

6. 삼단계 고급 골반 안정운동

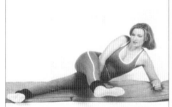 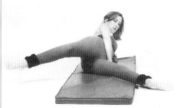 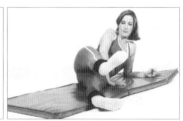

7. 고급 인어운동

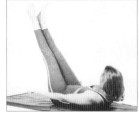 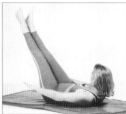

8. 복식호흡

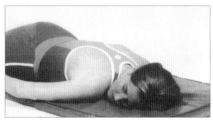

9. 수퍼 크로스 익스텐션

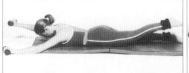 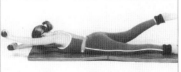

10. 코브라

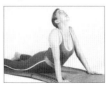

11. 마무리 복식호흡

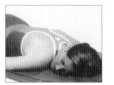

코어를 위한 보조운동

제10장 최적의 동반지 웨이트 트레이닝

여성들도 모두 웨이트 트레이닝의 효과를 볼 수 있습니다

모든 여성들은 마흔이 넘어서 운동을 하지 않으면 매년 전체 몸 근육의 1%를 잃어버린다는 점을 반드시 기억해야 합니다. 근육이 없어지면 몸이 약해질 뿐만 아니라 열량 소비도 줄어들어 살이 찌게 됩니다.

저는 저항운동인 웨이트 트레이닝이 여성들의 건강관리에 중요하다고 생각합니다. 운동 기구를 사용하든 그렇지 않든 간에 웨이트 트레이닝은 근육과 뼈를 튼튼하게 하며 강한 근력을 만들어 줍니다. 그리고 몸에 균형을 잡아주고 신진대사를 원활히 할 뿐만 아니라 기분까지 상쾌하게 합니다. 또한 체지방을 감소시킴으로써 몸매도 다듬고, 골다공증, 당뇨, 심장질환 등을 예방하여 당신에게 건강에 대한 자신감을 심어줄 것입니다. 이 장에 실린 임신 3개월 때의 제 모습에서 확인할 수 있듯이 저는 임신기간 내내 웨이트 트레이닝을 계속하였습니다. 그래서 둘째 아이를 출산한 이후에도 튼튼한 몸을 유지할 수 있었습니다.

웨이트 트레이닝은 과부하의 원리에 근거합니다. 예를 들어 2.3kg을 들 수 있는 근육을 원한다면 연습 중에는 3.2kg을 들면 됩니다. 이렇게 하면 늘 2.3kg을 들 수 있는 힘을 기를 수 있습니다.

시작하기 전

이제 운동을 막 시작하는 초보자뿐만 아니라 웨이트 트레이닝 장비를 이전에 사용해 본 적이 있는 사람도 가장 먼저 알아야 할 점이 있습니다. 바로, 체육관에 있는 장비나, 시중에 나온 건강 관련 서적 대부분이 남자들에 의해 개발되었다는 점입니다. 그래서 트레이너들이 가르쳐 주는 운동은 거의 모두 남성의 상체 근력과 하체

골격에 기초를 둔 운동입니다. 두 번째로 명심해야 할 사항은 적절한 운동 장비의 선택입니다. 피트니스 전문가나 개인 트레이너들이 권장하는 웨이트 트레이닝 장비들은 그 의도는 좋으나 여성이 사용하기에는 무리가 있습니다. 즉 여성의 관절과 몸의 균형, 근육의 균형 등을 고려하지 않고 있기 때문에 그리 이상적이지는 않습니다.

이번 장은 기구를 사용할 때의 바른 자세를 소개하고 운동할 때 일반적으로 범할 수 있는 몇 가지 잘못을 바로잡기 위한 주의사항들로 꾸몄습니다. 또한 여러 기초 운동에 포함되지만 부상을 입기 쉬워 피해야 할 운동도 몇 가지 소개했습니다.

운동의 효율성을 높여라

코어 프로그램과 웨이트 트레이닝을 함께 실시하면서 부상을 당하지 않고 최대의 효과를 올리기 위해 알아두어야 할 기본적인 정보는 다음과 같습니다.

- 코어 프로그램을 실시하는 날 저항운동 연습을 함께 실시합니다.
- 저항운동은 중간에 반드시 휴식기간이 필요합니다. 예를 들어 일주일에 이틀은 상체운동을 실시하고 최소 하루는 쉬고 이틀 동안 하체운동을 실시한 뒤 다시 최소 하루는 휴식을 취해야 하는 것이죠. 이는 같은 부위의 근육운동을 한 뒤 휴식을 취하여 근육이 다시 회복할 시간을 주는 것입니다.

  다음과 같은 운동 스케줄을 따라서 해보는 것도 좋습니다.

  - 일요일이나 월요일 ⋯▸ 상체운동

  - 화요일 ⋯▸ 하체운동

  - 수요일 ⋯▸ 상체운동

  - 목요일 ⋯▸ 휴식

  - 금요일이나 토요일 ⋯▸ 하체운동

- 코어 프로그램 운동을 하지 않는 날에 웨이트 저항운동을 하려면 시작 전에 햇님 인사하기 운동으로 몸을 풀어 주어야 합니다.
- 운동시간은 약 15분 정도가 적당합니다.
- 각 운동을 25번 반복하여 한 세트로 실시하면 근육 다듬기에도 효과가 있으며 시간도 효율적으로 활용할 수 있습니다.
- 각 운동은 둘을 세는 동안 근육을 수축(구심성 운동)하고 하나를 세는 동안 수

축 상태를 유지(등척성 운동)하며 넷을 세는 동안 근육의 이완(원심성 운동)을 실시합니다. 근육을 천천히 이완시킬수록 효과는 커집니다.

- 웨이트를 들어 올릴 때 건염과 관절의 과로를 막기 위해 동작의 끝에 관절을 완전히 펴지 않습니다.
- 마지막 5회 반복운동에서 여섯을 셀 때까지 근육을 이완시킬 수 있으면 저항운동 장비의 단계를 한 단계 높이거나 덤벨의 무게를 높입니다.
- 마무리 운동으로 햇님 인사하기를 실시합니다.
- 이 장에 제시된 운동들은 실시 순서에 따라 나열되었습니다. 또한 각 운동이 어떤 근육을 발달시키고 그 효과는 무엇인지에 대한 설명도 덧붙였습니다.

준비운동은 유산소 운동으로

여성들에게 유산소 운동은 상당히 효과가 있습니다. 여성들의 가장 큰 사망원인 중 하나인 심장질환을 예방하려면 반드시 유산소 운동을 해야 합니다. 유산소 운동이 심장혈관을 강화하는 데 상당한 효과가 있기 때문입니다. 코어 프로그램에서도 보완운동으로 일주일에 3회씩 매회 20~30분의 유산소 운동을 하는 것이 좋습니다. 220에서 자기 나이를 뺀 수치의 70~80% 정도가 적당한 심장박동수인데, 마흔 살 여성의 경우 1분당 목표 심장박동수는 180의 70~80%에 해당하는 126~144정도입니다. 워밍업이 되면 유산소 운동을 하는 동안 이 목표 심장박동수를 유지해야 정상입니다.

저항운동을 시작하기 전에도 유산소 운동을 15분 정도 하면 심장을 건강하게 할 뿐 아니라 이어서 할 운동의 준비운동으로도 적절합니다. 원한다면 여러 가지 유산소 운동 기구를 5분씩 교대로 사용해도 됩니다. 추천 운동으로는 고정 자전거 타기가 있는데 저의 경우 사이벡스(Cybex)나 라이프사이클(Lifecycle) 같은 약간 누운 자세에서 하는 사이클을 선호합니다. 심장혈관 운동에 적합한 기구는 노르딕트랙이 있습니다. 이 기구는 팔과 다리를 움직여 자신도 모르는 사이에 복근 운동까지 할 수 있습니다. 스텝밀(Stepmill)과 어퍼 바디 어거노메터(Upper Body Ergonometer)도 훌륭한 기구입니다. 스텝밀은 회전하는 계단처럼 생겼는데 심장혈관에 가장 영향을 많이 주는 운동기구입니다. 어퍼 바디 어거노메터는 팔을 심장보다 높게 든 상태에서 사이클 동작으로 팔을 젓게 하는 기구로, 대부분 팔을 젓는 반대 방향으로 움직이는 기계가 많습니다. 마지막으로 스테어마스터(StairMaster)가 있습니다. 이 기구를 바르지 못한 자세로 사용하면 일반적으로 근육긴장이 생기는데 이를 피하기 위해서는 이 책의 271페이지에 나와 있는 설명을 숙지해야 합니다.

부상 염려가 없는 웨이트 운동 : 상체

처음 두 가지 운동은 승모근(중부 섬유)과 능형근에 대한 운동입니다. 어깨죽지를 척추
쪽으로 모으는 이 운동은 자세의 안정성을 높이고 팔의 근력을 기르는 운동입니다.

벤치 위에서 아령 들기(Bent-over on Bench)
- 한 다리는 바닥에 두고 다른 다리는 벤치 위에 무릎을 꿇습니다. ❶
- 어깨죽지를 척추 쪽으로 당기고 팔꿈치를 올려 아령을 들어 올립니다. ❷

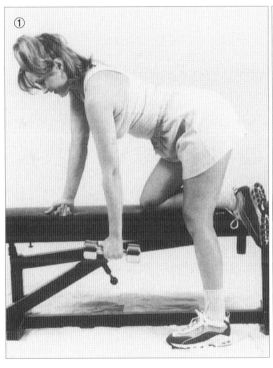 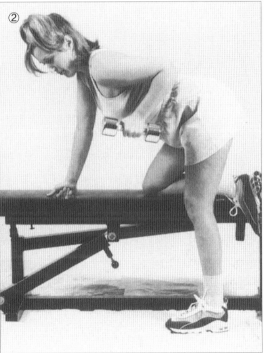

주의 등을 둥글게 하거나 손목을 꺾으면 안 됩니다. 이러한 동작은
이두근이 사용되기 때문에 목표가 되는 등 근육을 운동시키지 못합
니다.

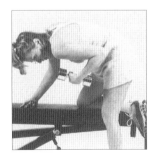

노 젓기 기구에서 한 팔로 노 젓기

- 기구에 똑바로 앉아서 수직 핸들을 움켜잡습니다. ❶
- 가슴을 들어 올리면서 핸들을 몸 쪽으로 잡아당깁니다. ❷
- 어깨를 아래로 내린 다음 척추방향으로 당깁니다.
- 천천히 풀어줍니다.

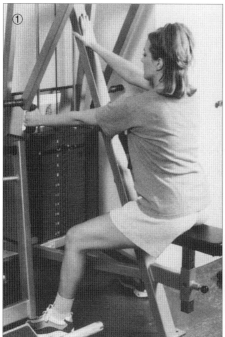 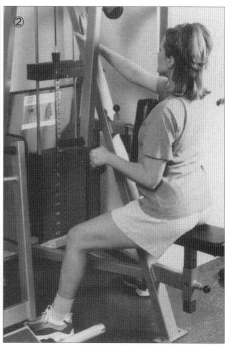

주의 등을 구부리면 운동의 목표가 되는 등 가운데의 근육을 분리하지 못하고 오히려 목에서 빠져나오는 신경을 압박하게 될 수도 있습니다.

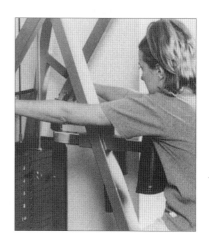

노 젓기 기구에서 두 팔로 노 젓기

주의 두 팔을 동시에 운동해서는 안 됩니다. 그렇게 하면 윗등에 너무 무리를 줍니다. 또한 운동하려고 하는 근육을 분리하지 못하게 됩니다.

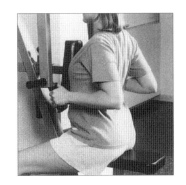

다음 두 가지 운동은 삼두근을 운동하여 팔 뒤와 아래 근육을 다듬습니다.

삼두근 킥백(Triceps Kickbacks)

- 등을 반듯하게 유지하면서 무릎을 굽히고 엉덩이를 뒤로 뺍니다. 웨이트를 들지 않은 손을 허벅지 앞에 대고 지지합니다.
- 팔꿈치를 굽힌 채 웨이트를 가슴 높이까지 들어 올립니다. ❶
- 팔목을 곧게 편 채 팔을 뒤쪽으로 폅니다. ❷

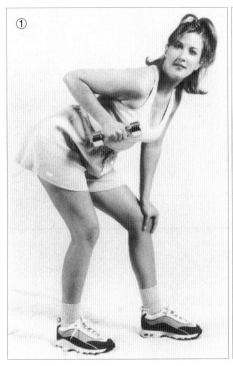

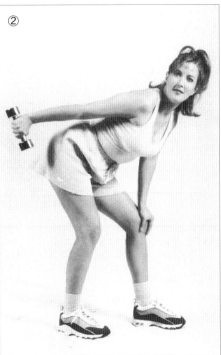

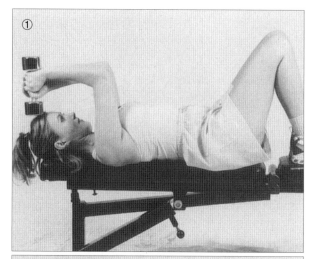

벤치 위에 누워 아령 들기

(Bench Skull Crushers With Weights)

▪무릎을 구부린 채 벤치에 눕습니다. 팔을 직각으로 구부려 아령이 머리 바로 위로 오게 합니다. ❶

▪팔을 곧게 편 뒤 천천히 조절하면서 다시 구부립니다. ❷

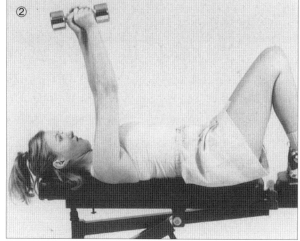

주의 팔을 머리 위로 너무 구부려서는 안 됩니다. 어깨 관절의 근육에 부상을 입힐 수도 있습니다. 또한 팔을 뻗을 때에 팔꿈치를 다 펴서는 안 됩니다.

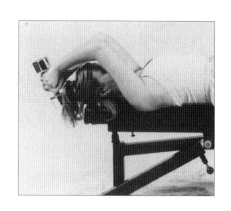

삼두근 프레스 다운(Triceps Press-Downs)

- 라티시무스(latissimus) 바를 어깨 넓이 정도로 잡고 팔을 상체 옆에 붙인 채 팔꿈치가 직각이 될 때까지 바를 아래로 당깁니다. ❶
- 팔꿈치를 펴면서 바를 아래로 밀었다가 다시 직각인 자세로 돌아갑니다. 팔꿈치를 펼 때 완전히 펴서는 안 됩니다. ❷

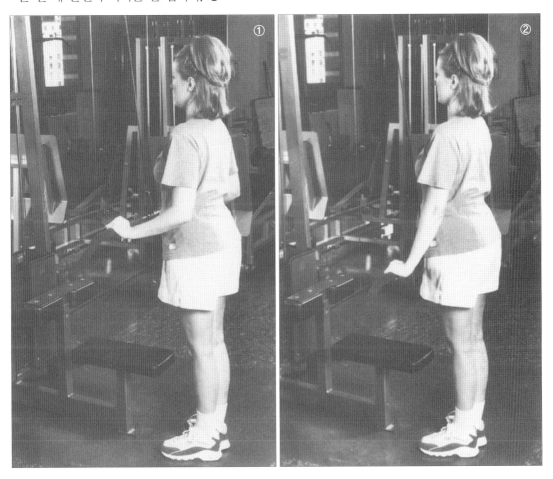

주의 건염이나 관절 압박을 피하려면 팔을 펼 때 팔꿈치를 완전히 펴서는 안 됩니다.

많은 사람들이 하지만 해서는 안 될 운동

오버헤드 삼두근(Overhead Triceps)

머리 뒤에서 웨이트를 올렸다 내리는 이 운동은 해서는 안 됩니다. 어깨 근육에 스트레스를 주고 관절기능의 저하를 유발할 수 있습니다.

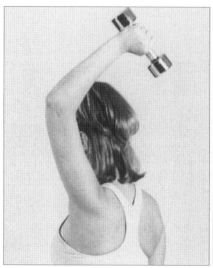
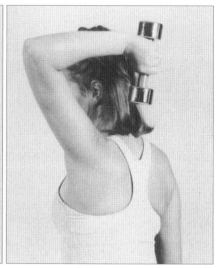

삼두근 벤치 딥(Triceps Bench Dips)

그림에서 보이듯 벤치에 등을 기대어 팔 굽혀 펴기를 하면 안 됩니다. 어깨긴장이나 경련을 유발할 수 있습니다.

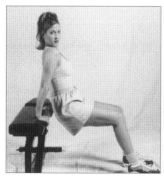
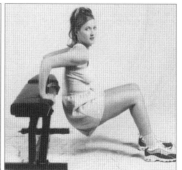

다음은 광배근 운동으로 어깨죽지를 아래와 뒤로 당기면서 V자형 허리라인을 가꿀 수 있습니다.

프론트 래트 풀다운(Front Lat Pull-Downs)

- 기구에 앉아서 등을 기댄 채 손바닥이 자기를 향하도록 한 자세에서 바를 잡습니다. ❶
- 가슴을 들어 올리면서 바를 가슴 높이까지 내립니다. ❷

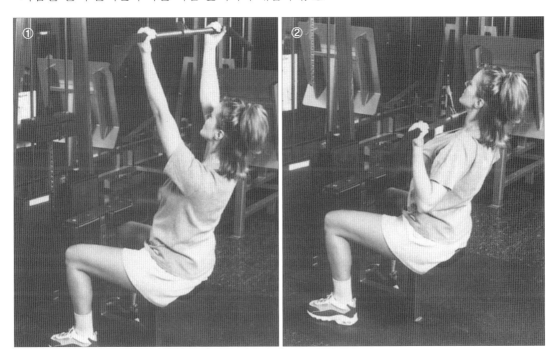

주의 머리 뒤로 바를 당겨서는 안 됩니다. 이마를 앞으로 숙이면 아랫목의 신경과 관절, 그리고 근육이 스트레스를 받아 긴장합니다. 또한 이런 운동 방법은 바르지 못한 자세를 갖게 합니다.

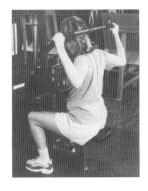

다음은 삼각근과 회전근개에 대한 운동입니다. 이 운동은 어깨 근육을 다듬고 어깨 관절을 안정시키는 데 효과가 있습니다.

래터럴 래이즈

- 아령을 아래로 해서 듭니다. ❶
- 팔을 옆으로 올려 몸통과 직각을 만듭니다. ❷
- 가슴을 들고 어깨를 뒤로 하면서 천천히 팔을 내립니다. 이 운동은 자세를 바로 잡는 데 효과가 있습니다.

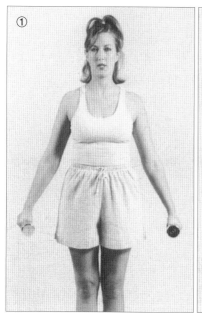
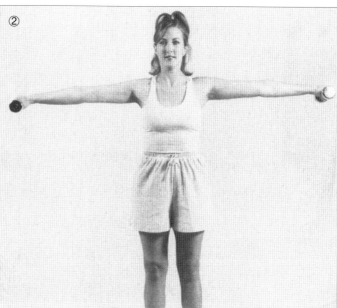

주의 아령을 너무 높이 들면 안 됩니 다. 팔을 수평 이상으로 들게 되면 회전 근개에 무리를 주어 건염이나 활액낭염 을 유발할 수 있습니다.

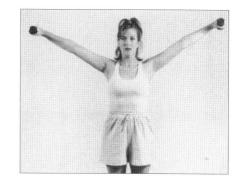

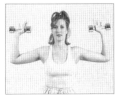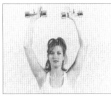
다음은 가슴 근육을 다듬는 운동으로 가슴을 탄탄하고 아름답게 모아줍니다.

아령을 이용한 벤치 체스트 프레스(Bench Chest Press With Weights)

▪팔꿈치와 무릎을 구부린 채 누워 아령을 들고 상박이 바닥과 나란해지게 합니다. ❶

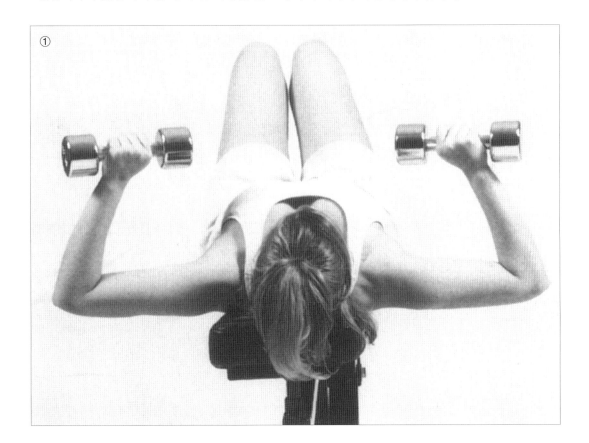

- 아령을 천장을 향해 들어 올리면서 팔을 거의 다 폅니다. ❷
- 팔을 처음 자세로 돌립니다. 이렇게 아령을 들면 대부분의 근육섬유를 모아 최적의 근력을 배양할 수 있습니다.

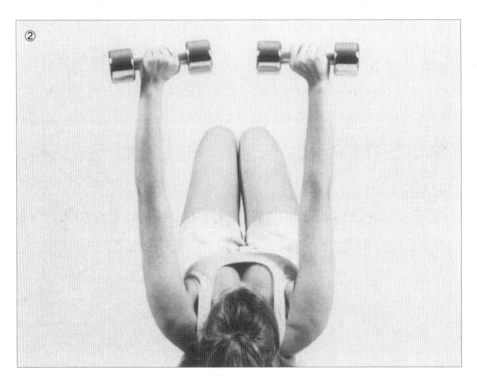

②

주의 팔꿈치를 가슴 아래로 내려서는 안 됩니다. 이렇게 할 경우 어깨 관절 앞쪽이 긴장합니다.

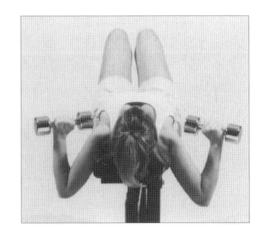

다음은 이두근 운동으로 팔을 튼튼하게 하여 물건을 훨씬 쉽게 들 수 있게 합니다.

이두근 구부리기

복근을 모아 척추를 안정시켜 등이 휘는 것을 방지합니다.

- 아령을 허리 높이로 잡습니다. ❶
- 가슴을 들어 올리면서 어깻죽지를 함께 오므립니다.
- 아령을 어깨 쪽으로 들어 올립니다. ❷
- 팔꿈치가 완전히 펴질 때까지 천천히 아령을 내립니다.
- 이두근 섬유를 최대한 모으고 과도한 팔꿈치의 긴장을 피하기 위해 천천히 팔을
  펍니다.

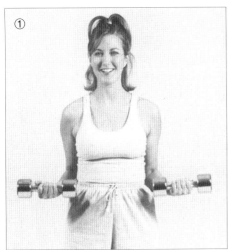
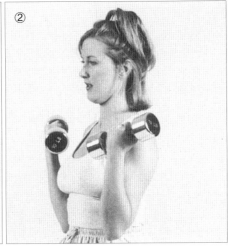

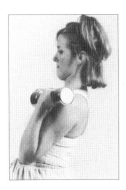
주의 뒤로 기대지 않습니다. 뒤로 기대면 운동의 효과가
줄고 불필요하게 등이 긴장됩니다.

부상 염려가 없는 웨이트 운동 : 하체

첫 번째 운동은 발목의 힘을 기르는 한편 허벅지 근육을 강화하고 다듬는 효과가 있습니다.

뒤꿈치 들기

다리를 편 상태와 무릎을 구부린 상태로 하는 두 가지 방법이 있습니다. 두 운동을 하기 전에는 모두 무릎 사이에 배구공을 끼웠다고 상상하면서 허벅지 안쪽을 긴장시켜 발목이 바깥으로 굽지 않도록 합니다.

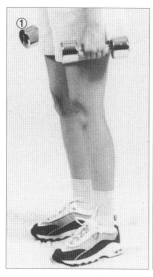
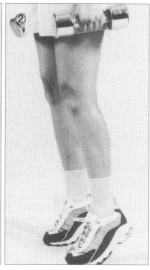

무릎 펴고 뒤꿈치 들기

- 아령을 쥔 손을 몸 옆에 두고 발은 약간 벌려 섭니다. ❶
- 무릎을 편 채 뒤꿈치를 들었다 내리는 운동을 25회 반복합니다. ❷

무릎 구부리고 뒤꿈치 들기

- 무릎을 구부립니다. ❶
- 무릎을 구부린 채 뒤꿈치를 들었다가 내리는 운동을 25회 반복합니다. ❷

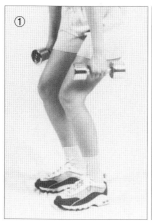
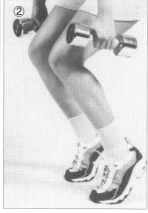

주의 발목이 바깥으로 굽지 않게 합니다. 그리고 장딴지에 힘을 준 상태에서 발목 관절을 비틀고 무릎 인대를 과도하게 스트레칭하면 부상을 입을 수 있습니다.

다음 운동은 아랫다리의 모든 근육을 강화하는 운동으로 특히 슬굴근과 대퇴사두근을 강화합니다. 따라서 걷거나 뛰는 운동에 필요한 힘을 기를 수 있습니다.

레그 프레스(Leg Press)

▪ 아랫등을 캐리지(carriage)에 밀착한 채 누워 무릎을 직각으로 구부리고 발을 판넬 위에 올립니다. 손으로 손잡이를 잡습니다. ❶

▪ 발로 다리가 거의 펴지기 직전까지 판넬을 밉니다. ❷

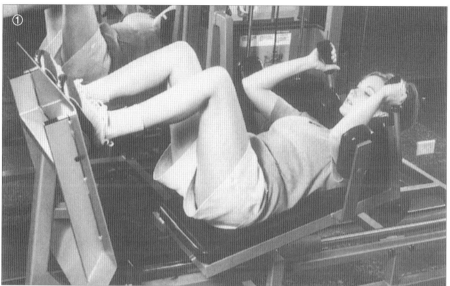

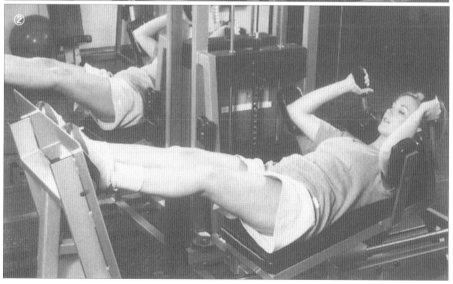

주의 다리를 펼 때 무릎을 완전히 펴지 않습니다. 무릎을 다 펴면 무릎 관절에 무리를 주고 대퇴사두근을 최대한 모으는 데 방해가 됩니다.

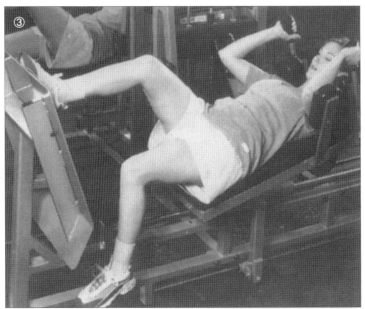

노트 이 운동은 한 번에 한쪽 다리씩 하는 방법도 있습니다. 이럴 때 쉬고 있는 다리는 무릎을 굽힌 채 판넬에서 내리고 있어야 합니다. 한 번에 한 다리씩 운동을 하면 보다 강력한 다리 힘을 갖게 되며 걷거나 층계를 오르내릴 때 좀 더 효과적으로 움직일 수 있습니다. ❸, ❹

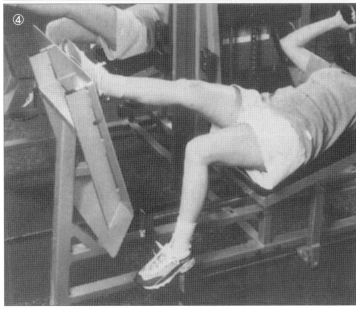

많은 사람들이 하지만 해서는 안 될 운동

무릎 익스텐션 기구(Knee Extension Machine)

이 기구를 이용하면 슬개골이 대퇴부 안으로 압축되어 무릎에 무리를 줍니다. 그럼 슬개골 아래 연골의 조기 퇴행이 유발될 수 있습니다. 또 이 운동을 하면 계단을 걸어내려 갈 때 통증을 느낄 수 있습니다. 이 통증은 일반적인 무릎의 질병인 연골연화증의 최초 증상입니다.

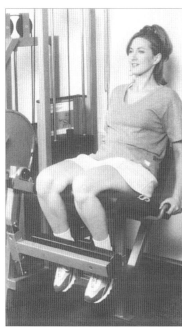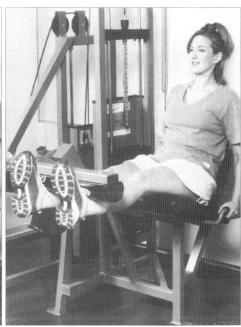

다음은 슬굴근 운동으로 다리를 튼튼하게 하여 무릎이 과신전되는 것을 예방합니다.

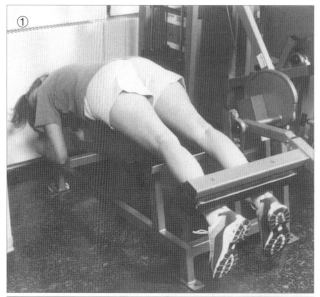

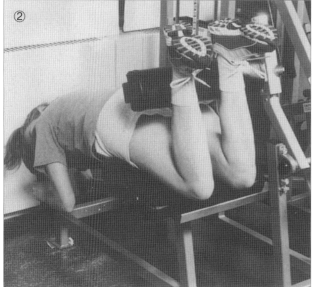

슬굴근 구부리기(Hamstring Curl)

척추의 균형을 유지하기 위해 배에 힘을 주고 척추를 구부리거나 둥글게 하지 않고 자연스러운 자세를 유지합니다.

- 얼굴을 아래로 하고 벤치에 누워 무릎 관절을 컬링바의 축과 나란히 하고 발목을 패드 밑으로 넣어 패드가 발꿈치 바로 위에 오도록 합니다. 그리고 벤치 양쪽에 있는 핸들을 잡습니다. ❶
- 무릎을 굽히고 패드가 엉덩이에 닿을 때까지 바를 들어 올립니다. ❷
- 바를 천천히 내립니다.

주의 바를 위로 올릴 때 엉덩이를 들지 않도록 합니다. 엉덩이를 들지 않으려 해도 자꾸 들리게 되면 무게를 줄이십시오.

다음은 내전근 운동으로 내전근은 허벅지 안쪽을 다듬고 힘을 강화하는 역할을 합니다.

엉덩이 내전근 운동 1(Hip Adductors)

▪ 다리를 벌리고 기구에 앉아 엉덩이 옆에 있는 핸들에 손을 얹습니다. ❶

▪ 척추를 똑바로 세운 자세에서 다리를 오므렸다가 천천히 풀어줍니다. ❷

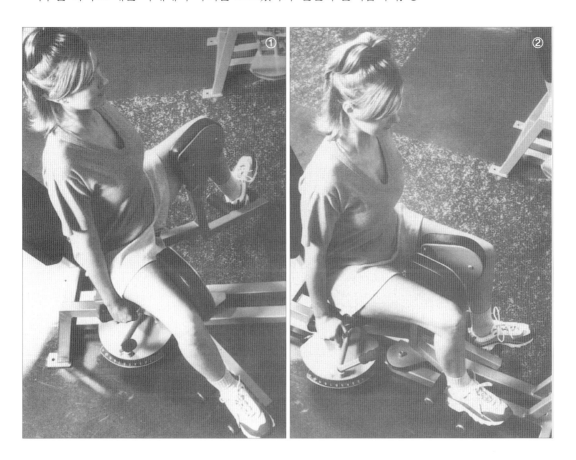

다음은 허벅지 안쪽을 강화하고 다듬는 내전근 운동의 또 다른 형태입니다. 이 운동
은 덧붙여 엉덩이를 아름답게 가꾸고 무릎을 가지런히 정렬하는 효과가 있습니다.

엉덩이 내전근 운동 2

• 등을 기대지 않은 자세에서 기구에 똑바로 앉아 다리를 모으고 양손으로 핸들을 잡습니다. ❶

• 다리를 벌린 뒤 천천히 풀어줍니다. ❷

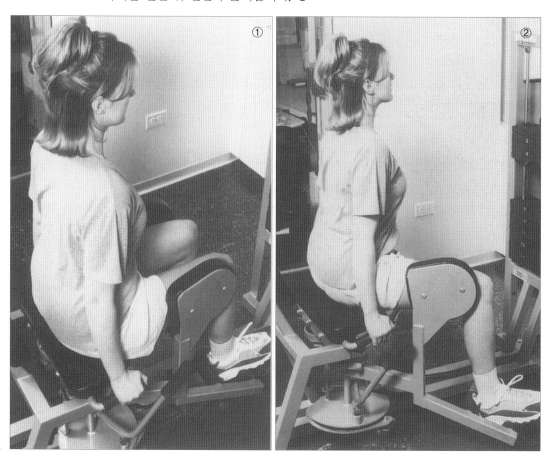

다음은 하체를 가꾸는 데 효과가 있는 유산소 운동입니다.

스테어마스터(Stair Master)

계단을 오르듯이 상체를 세우고 머리를 들고 양손으로 바를 잡습니다.

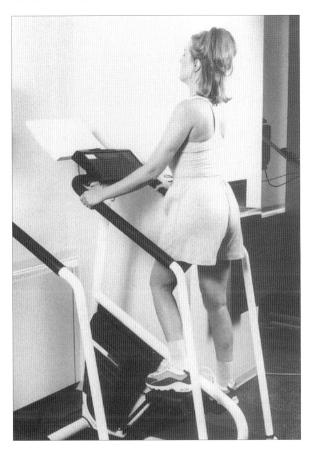

주의 팔을 바에 기대고 머리를 아래로 해서 구
부려서는 안 됩니다. 이 자세는 아랫등에 부담을
주고 천장관절(골반과 척추가 만나는 지점)에 무리
한 전단력을 가합니다. 또한 보행 시 기능장애를
일으킬 수 있습니다.

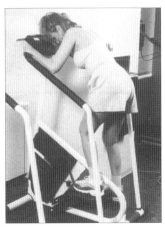

마무리 운동

필자가 운동을 한 뒤 즐기는 마무리 운동은 다음 두 가지입니다.

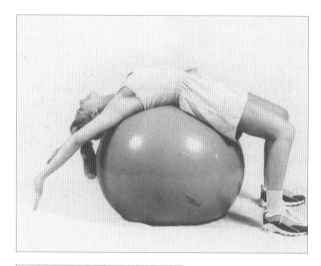

볼 스트레칭

체육관에 여기 사진에서 보이는 큰 고무공이 있다면 활용해 보십시오. 공 위로 누워서 팔을 머리 위로 늘어뜨리면 호흡기의 근육뿐만 아니라 가슴을 늘이는 역할을 합니다. 이 동작은 근육을 스트레칭하는 데 탁월한 효과를 볼 수 있습니다.

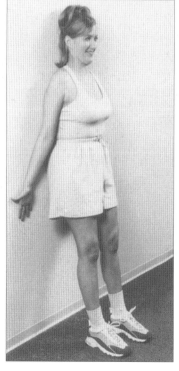

보너스 운동 한 가지
벽을 이용한 등척성 운동
이 운동은 횡복근 강화운동입니다.

시작 골반을 앞쪽으로 약간 내민 상태에서 벽을 등지고 섭니다. 양발을 약 15cm 정도 뗀 다음, 벽에서부터 한 발짝 정도 떨어져 다리를 펴거나 살짝 굽힙니다. 손바닥을 앞으로 향한 채 양팔을 양옆에 나란히 둡니다. 아랫등을 벽에 붙인 상태에서 가슴을 들어 올리고 어깨를 벽쪽으로 밉니다. 턱을 잡아 당겨 뒷목이 벽에 닿도록 합니다.

동작

- 복근에 힘을 주어 가운데 등을 벽에 붙입니다. 이 자세를 6초간 유지합니다.
- 이완시킵니다.
- 심호흡을 합니다.
- 6회 반복합니다.

몸을 움직이는 수분

수분은 혈액의 85%, 뇌의 75%를 구성합니다. 그리고 수분이 70%인 근육은 수분의 양이 3%만 낮아져도 수축력이 10% 낮아지고 움직이는 속도가 8% 떨어집니다. 즉 수분은 몸 안에 지속적으로 일어나는 전기적 충동과 화학반응을 주도하고 관절을 부드럽게 만드는 역할을 합니다.

그러므로 적절한 수분 섭취는 매우 중요합니다. 매일 0.2ℓ 컵으로 8~10잔 정도의 물(커피나 술은 탈수작용을 하기 때문에 커피나 술을 마실 경우 더 많은 양의 물을 마셔야 함)을 마셔야 몸이 원활하게 활동할 수 있습니다.

운동 후 근육통이 생길 때

다음은 근육통을 가라앉히는 몇 가지 방법입니다.

- 얼음이나 차가운 물건을 이용합니다. 차가운 것은 소염효과뿐만 아니라 진통효과도 있습니다. 냉기를 견디기 어려우면 뜨거운 물로 근육경련을 예방한 후 다시 한 번 차가운 얼음을 사용합니다. 얼린 콩이나 옥수수를 베갯잇에 담아서 쓰면 동상을 예방할 수 있는데 이 차가운 팩을 아픈 곳에 10~20분 정도 대주면 효과적입니다. 피부가 빨개지면 너무 오래 올려두었다는 증거이므로 그 정도가 되지 않도록 주의해야 합니다.
- 가능한 계속 운동을 합니다. 2~3일이 지난 뒤에도 통증이 가시지 않으면 통증을 유발했던 운동이나 유사한 운동을 아주 가볍게 반복하여 근육을 풀어줍니다. 이렇게 하면 근육을 상하지 않게 하면서 염증을 가라앉힐 수 있습니다.
- 아스피린이나 소염진통제는 필요한 경우 짧은 기간 동안(2~3일 정도)만 복용합니다. 다른 약을 복용 중인 경우는 의사와 상담하십시오.

운동을 중단해야 하는 시기

아래와 같은 사항에 직면하면 즉시 운동을 중지해야 합니다.

- 호흡곤란
- 가슴통증
- 현기증이나 방이 돌아간다는 느낌
- 극심한 통증
- 불쾌할 정도로 더위를 느낄 때
- 구역질
- 신체 일부의 무감각
- 머리 속이 울리는 두통
- 열

이런 자각증상을 느낄 때는 다른 운동을 하기 전에 의사와 상의해야 합니다.

생활습관 체크 리스트

건강한 몸을 유지하는 방법은 다음과 같이 간단합니다.

- 코어 프로그램
- 웨이트 트레이닝
- 유산소 운동

여기에 더해서,

- 충분한 수면(1일 8시간)
- 매일 0.2ℓ 컵으로 최소 8잔 물 마시기
- 매일 즐거울 수 있는 일이나 친구 만들기
- 영양가 높은 음식

음식물은 대단히 중요합니다. 우리는 음식물을 통해 바쁜 하루를 살 수 있는 에너지를 얻고 일정하게 힘을 유지할 수 있기 때문입니다. 따라서 영양분을 충분히 공급해주는 음식을 많이 먹어야 합니다. 영양분 있는 음식을 섭취하면 기분이 좋아질 뿐 아니라 중력 저항에 효과적인 자세를 유지하는 데 필요한 에너지를 얻을 수 있습니다.

다시 한 번 강조하지만 건강한 몸을 만들고 유지하는 데 가장 기본적인 일은 영양가 있는 식사를 하는 일입니다. 그래서 저는 기본적인 영양지침을 환자들에게 알려줍니다. 영양가 있는 음식물의 섭취는 노화 예방에도 효과가 있습니다.

첫째, 생선, 지방이 없는 고기, 달걀과 같은 단백질을 섭취해야 합니다. 단백질은 인체에서 만들지 못하는 8가지 필수 아미노산을 공급합니다. 1일 3회, 112g의 단백질을 섭취하면 이런 필수 아미노산을 공급받을 수 있습니다. 한편 연어나 아마인에 들어 있는 오메가-3 지방산은 관절에 아주 좋습니다. 이 산은 심장질환의 원인인 혈액응고와 동맥경화를 예방합니다. 그리고 여러 연구 결과에 따르면 지방질이 있는 생선에서 나오는 기름에는 골다공증을 막는 단백질이 들어 있다고 합니다.

둘째, 하루에 과일과 채소를 아홉 접시 정도 섭취하십시오. 한 접시의 양은 한 주먹 정도입니다. 특히 암녹색 채소는 칼슘을 많이 함유하여 골다공증 예방에 효과가 있습니다. 물론 이 정도는 과일과 채소를 섭취하여 얻을 수 있는 수많은 이점 중 하나에 불과하지만요.

식단

다음은 필자의 식단입니다. 이 식단은 저에게 하루 내내 필요한 에너지를 충분히 공급해 줍니다.

아 침 세 종류의 과일을 먹고 난 뒤 계란을 먹습니다. 계란은 혈당 수준을 일정하게 유지해 줍니다. 그리고 영양소가 가득한 과일은 섬유소가 풍부하여 대장활동을 활발하게 합니다.

점 심 선택한 단백질에 곁들여 채소와 샐러드를 먹습니다.

간 식 저는 저지방 프레첼을 늘 지니고 다닙니다. 그리고 '브릴 물리치료실'의 대기실에는 항상 프레첼 병이 있습니다. 프레첼은 혈당이 내려가는 증상을 막아 줍니다.

저 녁 파스타를 먹기로 한 날은 파스타 세 주먹에 야채 세 주먹의 양을 요리합니다. 이렇게 하면 영양분이 풍부할 뿐만 아니라 맛도 좋고 속도 편합니다.

저는 주말을 원하는 음식을 먹는 날로 정했습니다. 이날만은 디저트도 실컷 먹고, 그동안 먹고 싶던 음식을 먹습니다.

제품설명을 읽어 관절을 보호하자

가공식품 중 구운 음식에는 산화된 기름이 일부 포함된 경우가 많습니다.
연구에 따르면 산화된 기름은 혈액을 산성화하여 관절에 산증을 유발합니다. 결국, 산화된 기름은 연골을 닳게 해 골관절염을 생기도록 합니다.

오후 세 시의 슬럼프에서 벗어나기

오후 세 시에 기력이 빠지는 일을 철저히 막으려면 점심식사 때 먹는 음식에 신경 써야 합니다. 예를 들어 곡식과 같은 탄수화물 음식을 단백질이 풍부한 음식과 함께 먹어서는 안 됩니다. 이 두 음식물을 함께 섭취하면 소화 중 효소를 서로 차지하려고 경쟁하게 됩니다. 그리고 녹말이 함유된 탄수화물은 소화 중에 당을 발생시키고 췌장은 이 당을 흡수하기 위해 더 많은 인슐린을 분비하게 되는데 그 결과 혈당이 갑자기 높아졌다가 낮아져 우리 몸은 더 많은 당과 카페인을 필요로 하게 됩니다. 이런 일련의 과정 때문에 우리는 위를 더 많이 움직이게 되고 그만큼 더 피곤해지는 것입니다.

도포제

도포제에는 대부분 테레빈유나 동록유와 같은 장뇌(樟腦)가 들어 있어 아픈 근육에 문지르면 피부의 혈관을 확장시켜 따뜻함을 느끼게 합니다. 하지만 도포제의 효과는 지극히 표면적입니다. 도포제는 근육 위의 피부나 지방층을 뚫고 들어가 근육통을 가라앉히지 못하기 때문에 치료로서는 도움이 안 되고 일시적으로 통증이 뇌에 전달되지 않도록 막는 역할만 하는 것이죠. 따라서 도포제에 큰 효과를 기대해서는 안 됩니다.

제11장 Q&A

저의 여성 환자들은 코어 프로그램에 대하여 아주 흥미로운 질문들을 많이 했습니다. 가장 많이 묻는 내용과 그에 대한 답변을 게재합니다.

Q. 코어 프로그램을 하게 되면 살을 뺄 수 있나요?

살을 뺄 뿐만 아니라 몸매도 가꿀 수 있습니다. 살을 뺄 목적이라면 코어 프로그램이 그 어떤 감량 프로그램보다 효과가 뛰어납니다. 유산소 운동과 웨이트 트레이닝을 겸해서 한다면 더욱 효과가 클 것입니다. 그러나 코어 프로그램과 함께 적절한 식생활의 병행도 중요합니다.

Q. 여섯 살 난 딸아이가 제가 운동하는 모습을 보고 흉내를 냅니다. 딸아이는 이 운동을 하기에 너무 어리지 않은가요?

전혀 그렇지 않습니다. 어린 아이들이 규칙적으로 운동하는 습관을 들이는 일은 빠르면 빠를수록 좋습니다. 운동 효과뿐만 아니라 집에서 딸과 함께 재미있는 시간을 보내는 효과도 있습니다. 이보다 더 좋은 일이 어디 있겠습니까?

Q. 매달 생리통으로 고생하는데 생리기간 동안에는 코어 프로그램을 하지 말아야 합니까?

아닙니다. 이 운동은 몸 전체의 순환 기능을 강화하기 때문에 생리통을 덜어 주는 데도 효과가 있습니다.

Q. 코어 프로그램을 하기 전에 음식물을 먹어도 되나요?

이 프로그램에는 복근 훈련이 들어 있기 때문에 운동 시간이 다 되어서 과식을 하면 위에 부담을 줄 수 있습니다. 식사를 많이 한 경우에는 한두 시간 정도 소화할 수 있는 시간을 가진 뒤 시작합니다. 운동 전에 뭔가 먹고 싶으면 바나나, 사과, 요구르트를 드시는 편이 좋습니다. 이 음식들은 소화하기도 쉽고 위에 부담도 적습니다.

Q. 저는 척추측만이 있습니다. 코어 프로그램을 할 수 있을까요?

예, 하실 수 있습니다. 이 운동은 골격의 균형을 회복하는 데 효과가 있기 때문에 특히 질문하신 분에게 필요한 운동입니다. 척추측만인 제 환자들에게도 많이 처방한 운동입니다.

Q. 임신하려고 노력중입니다. 이 운동을 해도 괜찮을까요?

물론 괜찮습니다. 코어 프로그램은 근력과 지구력을 길러 주기 때문에 건강한 임신에도 도움이 되는 운동입니다. 이 운동은 복근과 골반저 근육을 강화하여 임신 중 성장하는 태아의 몸무게를 지탱하는 데도 도움이 됩니다.

Q. 2~3년 전에 좌방실판탈출증 진단을 받았습니다. 코어 프로그램 운동을 해도 괜찮겠습니까?

물론 괜찮습니다. 이 운동은 피가 심장을 포함한 온몸의 근육으로 공급되도록 돕기 때문에 몸 전체의 신진대사를 활발하게 합니다.

Q. 작년에 유방절제수술을 받았습니다. 코어 프로그램을 해도 안전한지요? 제게 어떤 장점이 있을까요?

수술에서 완치가 되었다면 코어 프로그램은 안전합니다. 몸의 순환이 눈에 띄게 빨라지고 팔의 부기가 빠지며 자세가 좋아지고 가슴의 수술 흔적도 줄어들 것입니다. 또한 유방절제수술을 받은 환자들에게 흔히 나타나는 어깨 시림도 예방할 수 있습니다.

Q. 코어 프로그램으로 몸 전체가 정말 좋아진 것을 느낍니다만 특별히 배가 들어가게 하는 운동은 어떤 것이 있습니까?

중급이나 고급의 데드 버그 운동이나 인어 운동을 하시면 배가 들어가는 것을 느끼실 수 있습니다. 이 운동들은 복근을 모으며 튼튼하게 해 줍니다.

Q. 코어 운동 중 허벅지의 군살을 빼는 운동은 어떤 단계에 있습니까?

코어 운동은 특별히 다리와 엉덩이 운동을 강하게 하기 때문에 허벅지 군살 제거는 어렵지 않습니다. 특히 기초 코어 운동에서 삼단계 골반 안정운동이 허벅지의 근육 모양을 바로잡는 효과가 있습니다. 중급과 고급 코어 프로그램을 통해 발목 웨이트를 하면 한층 더 큰 효과를 볼 수 있습니다.

Q. 얼굴 운동이 실제로 효과가 있습니까?

네, 효과가 있습니다. 본인이 직접 눈으로 확인할 수 있는 방법이 있습니다. 먼저 얼굴 사진을 찍고 난 뒤 운동을 시작해 보십시오. 그리고 사진을 찍은 3주 후에 다시 사진을 찍어 비교해 보면 그 차이를 알 수 있습니다.

Q. 한 프로그램에서 다음 프로그램으로 넘어간다는 생각에는 찬성하지만 중급 코어 프로그램에서 제가 웨이트를 들 수 있을지 걱정입니다. 어떻게 해야 할까요?

우선, 웨이트 없이 운동을 시작하고, 이 운동에 익숙해지면 가장 가벼운 웨이트에 매주 0.45kg씩 늘려 원하는 무게까지 착용하시면 됩니다.

Q. 저는 얼마 전에 무릎 인공관절 수술을 받았습니다. 코어 프로그램을 하면 효과를 볼 수 있을까요?

물론 효과를 볼 수 있습니다. 코어 프로그램을 하시면 무릎 관절이 안정되는 데 효과가 있습니다. 또 엉덩이와 골반의 안정에도 도움이 됩니다.

Q. 저는 수년 동안 고질적인 관절염에 시달리고 있습니다. 코어 프로그램을 해도 안전할지 궁금합니다.

안심하셔도 좋습니다. 코어 운동은 골관절염이나 류마티스성 관절염에도 이상이 없습니다. 실제로 코어 운동을 하시면 관절의 불균형을 예방하여 관절의 마모나 파열을 막을 수 있습니다. 또한 관절에 가해지는 스트레스를 덜어주어 일시적인 진통효과도 있습니다. 하지만 자기에게 가장 잘 맞는 운동이 무엇인지는 본인이 가장 잘 판단할 수 있습니다. 어떤 운동이라도 몸이 편치 않으면 반복 횟수를 반으로 줄이거나 코어 프로그램을 두 번에 나누어 실시합니다. 한번에 전체 프로그램을 할 수 있을 만큼 몸이 익숙해질 때까지 프로그램의 절반은 아침에 실시하고 나머지 절반은 저녁에 실시합니다.

Q. 저는 아직까지 활동적이지만 최근에 다발성 경화증 진단을 받았기 때문에 코어 프로그램을 하기에 망설여집니다. 어떻게 하면 좋을까요?

코어 프로그램은 제게 치료 받는 다발성 경화증 환자들에게도 몸의 안정감과 근력, 균형감각을 증가시키는 효과가 있었습니다. 이 운동은 전혀 과격하지 않으며, 환자가 무기력해지지 않을 정도로 근육의 힘을 길러주게 됩니다.

Q. 제게는 당황스런 문제가 있습니다. 장기간 회의를 할 때마다 다리에 쥐가 납니다. 회의 중에 쥐가 나면 이를 풀려고 회의장을 걸어다닐 수도 없고 정말 난감합니다. 이럴 때 해결할 수 있는 운동이 없을까요?

허벅지 스트레칭을 많이 하셔야 합니다. 슬굴근 스트레칭 운동을 할 때 삼단계(앵클 펌프)와 사단계(강철 허벅지)로 처방된 반복횟수의 3배를 운동하시면 됩니다. 이 운동을 자주 하면 근육의 불균형을 개선하여 경련이 일어나는 횟수를 줄일 수 있습니다.

Q. 지난 수년 동안 저희 남편은 발이 차서 고생입니다. 일년 내내 양말을 신는 일 외에는 다른 방법이 없을까요?

네, 있습니다. 찬 손이나 찬 발은 호흡이 제대로 되지 않아 생기는 경우가 종종 있습니다. 숨을 완전히 내쉬지 않으면 몸에 이산화탄소가 남게 됩니다. 피 속에 이산화탄소가 많아지면 혈관수축이 되어 손발이 차게 됩니다. 깊은 호흡을 하면 이 증상이 호전될 수 있습니다. 122~124페이지의 주의사항을 확인하십시오.

Q. 저는 구역질이 심해서 제산제를 많이 복용하고 있습니다. 해결할 수 있는 방법이 없을까요?

스트레칭을 하시면 소화기능이 향상됩니다. 코어 프로그램에는 위에 연결된 신경을 둘러싼 근육을 스트레칭하는 운동이 있습니다. 이 운동을 하시면 위가 편안해집니다(적절한 식이요법도 중요합니다. 영양 지침에 대한 추천도서 목록을 참조하십시오).

Q. 저는 코어 프로그램으로 최대 효과를 보고 싶습니다. 어떻게 하면 될까요?

효과를 최대화하는 일은 쉽습니다. 기초 '건강 규칙'을 따르기만 하면 됩니다. 매일 8~10컵의 물을 마시고 과일과 채소를 아홉 접시 정도 먹습니다. 그리고 28g 정도의 저단백질을 3회 섭취하면 됩니다. 8시간의 수면을 취하고 일주일에 수차례 생선을 먹어 관절에 영양을 공급하십시오. 마지막으로 늘 좋은 생각과 긍정적인 사고를 하며 몸을 계속 움직입니다. 이렇게 하여 좋은 결과를 얻으면 주위 분들에게도 코어 프로그램을 소개시켜 주시기 바랍니다.

글을 마치며

저는 어떤 사람이든 간에 병이나 부상, 또는 나이가 들어 어쩔 수 없이 건강이 나빠졌다고 말하는 것을 들을 때마다 화가 납니다. 어떤 인생을 살지 선택할 수 있는 지혜가 모두 자신 안에 있는데 왜 그런 말들을 할까요. 저는 모든 환자들에게 자기 몸에 대해 공부하고 많은 정보를 활용하여 스스로 건강과 행복을 지키라고 부탁합니다. 그리고 운동이야말로 노화를 막는 최고의 비법이라고 강조합니다.

여러분이 지금 코어 프로그램 운동을 시작했다면 정말 축하할 일입니다. 이제 당신은 균형 잡힌 몸과 튼튼한 몸을 가꿀 수 있는 길에 들어선 것이니까요. 얼마 안 있어 당신의 몸은 어떤 동작이든 자연스럽게 행할 수 있고 어떤 힘든 일도 이겨낼 수 있을 겁니다. 또 매일 아침 일어날 때마다 에너지가 넘치고 고통이나 그 어떤 불편도 느껴지지 않을 겁니다.

이렇게 운동의 치료 효과가 생활 속에서 느껴질 때마다 여러분은 행복해집니다. 당연히 여러분에게는 늘 기분 좋을 권리가 있습니다. 매일 그 권리를 만끽하시기 바랍니다.

감사의 말

이 책을 만들 수 있도록 항상 제 곁에서 저를 지켜봐 주시고 격려해 주시며 저의 감정적, 정신적, 신체적, 영적인 발달에 도움을 주신 모든 분들께 감사드립니다.

누구보다도 제일 먼저 자신의 건강을 제게 맡겨주신 환자분들께 고맙다는 말을 전해야겠습니다. 그분들은 저와 신체적, 정신적 고통을 함께 나누었고 제가 인간 정신의 능력과 신체의 자가치유 능력에 대해 알 수 있도록 도와주신 분들입니다. 그리고 이런 환자들 덕분에 저는 물리치료사로서 하루하루 기쁨에 넘치는 보람을 느낄 수 있었습니다.

그리고 이 책의 서문을 써주신 찰스 B. 굿윈 박사님께도 감사드립니다. 굿윈 박사는 제가 만난 분들 중 최고의 외과의였습니다. 제가 환자들을 성공적으로 재활시킬 수 있었던 이유는 그의 노련하고 숙련된 기술 덕분이었습니다. 뿐만 아니라 그의 훌륭한 수술을 지켜볼 수 있도록 기꺼이 기회를 내준 점도 진심으로 감사드립니다.

저는 또한 저의 치료사이자 스승인 마가반두에게도 많은 빚을 졌습니다. 그가 제 건강이 회복할 수 있도록 도와준 덕분에 저도 다른 이들을 치료해야겠다는 소망을 품을 수 있었습니다.

마지막으로 3년 전 심장마비로 64세의 생을 마감하신 어머니께 이 책을 바칩니다. 어머니는 아름답고 현명하셨으며 강하면서도 유머 있고 애정과 사랑이 넘치는 분이셨습니다. 저는 날마다 어머니를 그리워하고 또한 날마다 어머니가 제게 주셨던 축복과 격려에 감사합니다. 고통스럽게 돌아가신 어머니를 보면서 저는 더욱 고통받는 다른 여성들을 도와야겠다는 생각을 하게 되었습니다. 이 책은 단지 이 일의 시작일 뿐입니다.

옮긴이의 글

언젠가 이런 이야기를 읽은 적이 있다.

눈이 가득 내린 날 학교 운동장에 학생들이 모여서 게임을 하기로 했다. 누가 하얀 눈 위에 발자국을 일직선으로 나란히 만들 수 있느냐 하는 게임이었다. 선수로 뽑힌 학생들은 나름대로 궁리를 했다.

첫 번째 학생은 발자국은 발이 만드는 거라고 생각하며 발등만 내려다보고 걸었다. 결과는 비뚤어졌다. 두 번째 학생 차례가 되었다. 그는 발을 내려다보지 않고 앞만 보고 걸었다. 역시 방향을 제대로 잡지 못하고 엉망이 되었다. 세 번째 학생이 나왔다. 그는 자세를 똑바로 하고 시선을 정면에 있는 소나무에 고정시킨 채 그대로 걸었다. 발자국은 나란히 곧게 자취를 남겼다.

많은 지식과 정보가 넘쳐나는 세상이다. 무엇을 취해서 자신의 것으로 만드느냐 하는 것은 각자의 선택일 것이나 특히 건강에 관한 한 잘못된 지식을 그대로 받아들이는 것은 결국 몸에 비뚤어진 발자국을 남기는 것과도 같은 일이 될 것이다.

건강하면서도 아름다운 몸 만들기에 대한 관심이 높아지고 있는 이즈음, 몸에 좋다며 시중에 떠도는 여러 가지 운동 방법들을 무작정 따라 하다가 오히려 몸과 마음이 지쳐버린 사람들을 자주 보게 된다. 이런 현실에서 《통증을 확 풀어주고 골격을 바로잡는 코어 프로그램》은 진흙 속의 진주 같은 책이다. 물론 모든 사람들에게 똑같은 패러다임을 적용하는 운동방법이나 몸관리 방법은 분명 문제가 될 수 있으나 원저자인 페기 브릴이 선택한 '코어'라는 단어의 의미처럼 이 책은 활동량이 많은 사람, 운동 및 스포츠를 즐기는 사람, 혹은 근골격계의 증상으로 고통받는 사람, 특히 그녀의 주 관심사인 여성들에게 몸의 '중심'을 바로 잡아주려는 분명한 목적을 가지고 있다.

우리의 몸은 최소 에너지를 이용해 최대한 효율적으로 움직이도록 이미 잘 설계된 근골격 구조를 가지고 있다. 하지만 비정상적인, 혹은 좋지 않은 자세는 이런 안정된 구조를 무너뜨리고 몸에 무리를 주어 성인뿐만 아니라 성장과정에 있는 청소년들에게는 더욱 치명적인 문제를 일으키게 된다.

　　이 책에 소개된 운동들은 주로 정적인 근육의 수축운동을 기초로 하여 근육이 중력방향에 대항해서 제대로 힘을 발휘할 수 있도록, 또한 관절을 중심으로 (혹은 몸통을 중심으로) 근육들이 수축·이완하는 협조작용을 제대로 해낼 수 있도록 함으로써 모든 방향에서 몸의 움직임이 균형을 잃지 않고 자연스러워지도록 하는 것을 목표로 하고 있다.

　　순서대로 조심스럽게 따라 하다 보면 단순한 피트니스 차원의 운동이 아니라 늘 활기 넘치는 생활을 할 수 있는, 그리고 그간 엉뚱하게 잘못 사용되어 왔던 몸의 에너지를 제대로 사용할 수 있도록 안내해 주는 길잡이가 되리라 생각한다.

2002년 1월
경희대의료원 한방 재활의학과 교수　이 종 수
경원대학교 인천한방병원 한방 재활의　송 윤 경

한언의 사명선언문

Since 3rd day of January, 1998

Our Mission – 우리는 새로운 지식을 창출, 전파하여 전 인류가 이를 공유케 함으로써 인류 문화의 발전과 행복에 이바지한다.

– 우리는 끊임없이 학습하는 조직으로서 자신과 조직의 발전을 위해 쉼 없이 노력하며, 궁극적으로는 세계적 콘텐츠 그룹을 지향한다.

– 우리는 정신적, 물질적으로 최고 수준의 복지를 실현하기 위해 노력 하며, 명실공히 초일류 사원들의 집합체로서 부끄럼 없이 행동한다.

Our Vision 한언은 콘텐츠 기업의 선도적 성공 모델이 된다.

저희 한언인들은 위와 같은 사명을 항상 가슴속에 간직하고
좋은 책을 만들기 위해 최선을 다하고 있습니다.
독자 여러분의 아낌없는 충고와 격려를 부탁 드립니다.

• 한언 가족 •

HanEon's Mission statement

Our Mission – We create and broadcast new knowledge for the advancement and happiness of the whole human race.

– We do our best to improve ourselves and the organization, with the ultimate goal of striving to be the best content group in the world.

– We try to realize the highest quality of welfare system in both mental and physical ways and we behave in a manner that reflects our mission as proud members of HanEon Community.

Our Vision HanEon will be the leading Success Model of the content group.